Dr. med. Peter Poeckh

RÜCKEN SCHULTERN NACKEN

Verspannungen lösen, Beweglichkeit steigern, schmerzfrei werden

südwest

Inhalt

Mein Weg zur Bewegung

Ich freue mich sehr, dass Sie sich entschieden haben, dieses Buch zu lesen und sich mit den vorgestellten Übungen zu beschäftigen. Entweder haben Sie Probleme im Bereich Rücken, Schultern, Nacken oder Sie wollen präventiv daran arbeiten, dass es nicht dazu kommen wird. Ich kann Ihnen vorab gleich mitteilen, dass fast alle Menschen schon Beschwerden in einer oder meist mehreren der erwähnten Regionen gehabt haben oder derzeit daran leiden. Wir sprechen hier bei Weitem nicht über Einzelschicksale. Auch ich selbst kann von früheren Schmerzen und Einschränkungen in allen drei Bereichen berichten.

Da ich ein Impingement – mehr dazu ab Seite 91 – in der Schulter, Nackensteife sowie Rückenschmerzen durch viel Arbeit am Computer kenne und mir Überlastungen durch intensiven Sport vertraut sind, kenne ich die Beschwerden, von denen mir meine Patientinnen und Patienten berichten, nur allzu gut, ich kann sie absolut nachvollziehen. So etwas geht an niemandem spurlos vorüber, doch mit den richtigen Übungen kann man sich in den meisten Fällen sehr gut selbst helfen. Und erst wenn man solche Erfahrungen selbst gemacht hat, lernt man Schmerzfreiheit und uneingeschränktes Körperempfinden wahrhaft zu schätzen!

Aus eigener Erfahrung

Nachdem ich meine Kindheit und Jugend sportlich sehr intensiv mit Tennis und Skifahren verbracht habe, beschäftige ich mich nun schon seit über 20 Jahren mit den medizinischen und anatomischen Grundlagen für sinnvolle und gesunde Bewegung. Bereits im Alter von 21 Jahren kam ich mit Yoga in Kontakt, parallel zu meinem Medizinstudium entwickelte sich die Yogatherapie. Heute behandle ich Patientinnen und Patienten mit den unterschiedlichsten Beschwerden im Bewegungsapparat mit konservativen Therapien wie z. B. manuellen Faszientechniken und vor allem gebe ich ihnen effektive und angepasste Übungen mit nach Hause. In meinen Ausbildungen und Kursen sowie auf den Social-Media-Plattformen und im

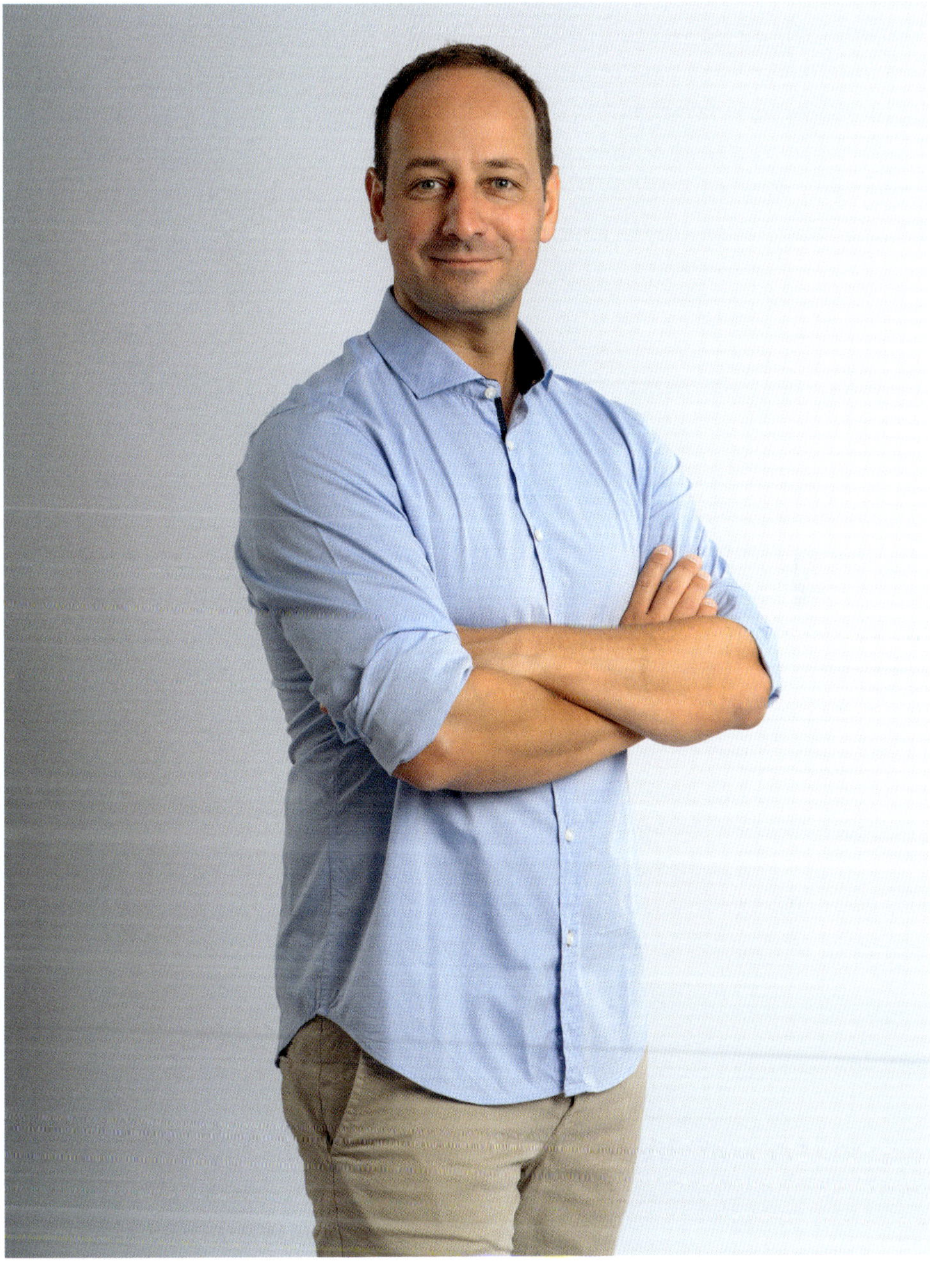

Fernsehen versuche ich, auf möglichst verständliche Art und Weise Wissen über Beschwerden und Krankheitsbilder zu vermitteln und Wege aufzuzeigen, wie wir die Beschwerden in den Griff bekommen können.

Warum diese Beschwerden in 80 bis 90 Prozent aller Fälle sehr gut zu behandeln sind und bereits mit einfachen, aber wirkungsvollen Übungen gelindert werden können, erkläre ich Ihnen auf den kommenden Seiten. Den wichtigsten und schwierigsten Schritt haben Sie bereits gemacht: Sie haben sich dazu entschlossen, etwas richtig Gutes für Ihren Körper zu tun. Dazu gratuliere ich Ihnen jetzt schon!

Bewegungsarmut – die moderne Volkskrankheit

Unser gesamtes Leben ist mittlerweile hoch technisiert, und das zeigt sich auch anhand der Veränderungen in unseren Bewegungsabläufen. Noch vor wenigen Jahrzehnten – entwicklungsgeschichtlich betrachtet ein Wimpernschlag – verbrachten die Menschen viel Zeit im Freien. In der Landwirtschaft und in der Viehzucht gab es eine nicht unwesentliche Anzahl an verschiedenen und häufig vorkommenden Berufen. Das Auto, falls man denn überhaupt eines besaß, benutzte man nur sporadisch. Die Auswahl an Lebensmitteln war begrenzt, und das Wort »Smartphone« konnte man damals noch nicht einmal buchstabieren, geschweige denn, dass man sich hätte vorstellen können, welch großen Einfluss ein in die Hosentasche passender Computer einmal auf unser gesamtes Leben ausüben würde. In dieser kurzen Zeit haben sich nicht nur die Abläufe in unserem Alltag entscheidend geändert, wir haben uns auch einen völlig anderen Gebrauch unseres Bewegungsapparates angewöhnt.

Heutzutage benutzen wir Fahrstühle und Rolltreppen, wir bestellen unser Essen beim Lieferservice, starren stundenlang auf den Computerbildschirm oder das Handy und stimulieren kaum noch unseren gesamten Organismus, insbesondere nicht unsere Muskeln, Sehnen und Faszien. Mittlerweile sind sogar moderne Krankheitsbilder entstanden, die im ersten Moment vielleicht recht lustig klingen mögen, beispielsweise der »Handy-Nacken« oder der »WhatsApp-Daumen«. Diese Erkrankungen sind jedoch äußerst schmerzhaft und können verheerende Auswirkungen auf unsere gesamte körperliche Gesundheit haben.

Effektive Übungen für alle Beschwerden

Bewegungsarmut ist mittlerweile Volkskrankheit Nummer eins, ihre Folgen auf gesundheitlicher, ökonomischer und sozialer Ebene sind dramatisch. Wir alle kennen Verspannungen, Einschränkungen und Schmerzen in Rücken, Schultern und Nacken. Diese Regionen sind nicht nur die, in denen sich Beschwerden im Bewegungsapparat am häufigsten lokalisieren, sie sind zudem Dreh- und Angelpunkt für weitere Symptome und Krankheitsbilder in anderen Bereichen des Körpers, etwa in Hüfte, Armen und Beinen. Viele von uns sitzen tagein, tagaus vor dem Computer und »gehen« einer sitzenden Tätigkeit nach. Und unsere ständigen Fehlhaltungen und einseitigen Bewegungsmuster fördern die Beschwerden leider noch.

Doch was nun tun, wenn Sie viel sitzen müssen und schwer in Bewegung kommen? Was ist der richtige Ausgleich für Sesselkleber und Couch-Potatoes, welche Übungen eignen sich für welche Beschwerden am besten? Bei welchen Tests schneiden Sie gut ab, bei welchen ist eindeutig noch Luft nach oben? Wie passen Sie Übungen und Bewegungen bei bestimmten Problemen oder Schmerzen richtig an? Dieses Buch soll Sie einerseits über die dramatischen Auswirkungen unseres alltäglichen Lebensstils informieren und andererseits beim Schritt zurück in die Bewegung unterstützen sowie inspirieren – mit einfachen und wirkungsvollen Übungen. Aber auch wer gesund und schmerzfrei ist, kann von den Kapiteln über Rücken, Schultern, Nacken in diesem Buch profitieren und nachhaltig vorbeugen.

Einen besonderen Dank möchte ich an dieser Stelle meinem Sohn und meiner Schwester für die Vorbereitung und die Unterstützung bei den Übungen und Illustrationen aussprechen! Ihr habt das großartig gemacht!

Und nun wünsche ich Ihnen viel Freude beim Lesen und vor allem Leidenschaft und Leichtigkeit beim Umsetzen und Einbauen der Übungen in Ihren Tag!

Dr. Peter Poeckh

KAPITEL 1

Bewegung – (fast) ein Allheilmittel

Regelmäßige Bewegung ist das natürlichste und beste Mittel, um lange gesund und fit zu bleiben. Bewegung beugt klassischen Zivilisationskrankheiten wie Schlaganfall und Herzinfarkt vor, sie lindert Rückenschmerzen und verhindert, dass unser Körper in seinen Basisfunktionen allzu rasch abbaut. Der Mensch ist zum Gehen und Laufen geboren. Dadurch werden unsere Knochen, die verschiedenen Gewebearten, also Muskeln, Sehnen und Bindegewebe, sowie die inneren Organe stimuliert und besser mit Sauerstoff versorgt. Da wir mittlerweile jedoch einen Lebensstil pflegen, bei dem wir überwiegend sitzen, müssen wir uns permanent neu und selbst dazu motivieren, unseren Körper in Schwung zu halten.

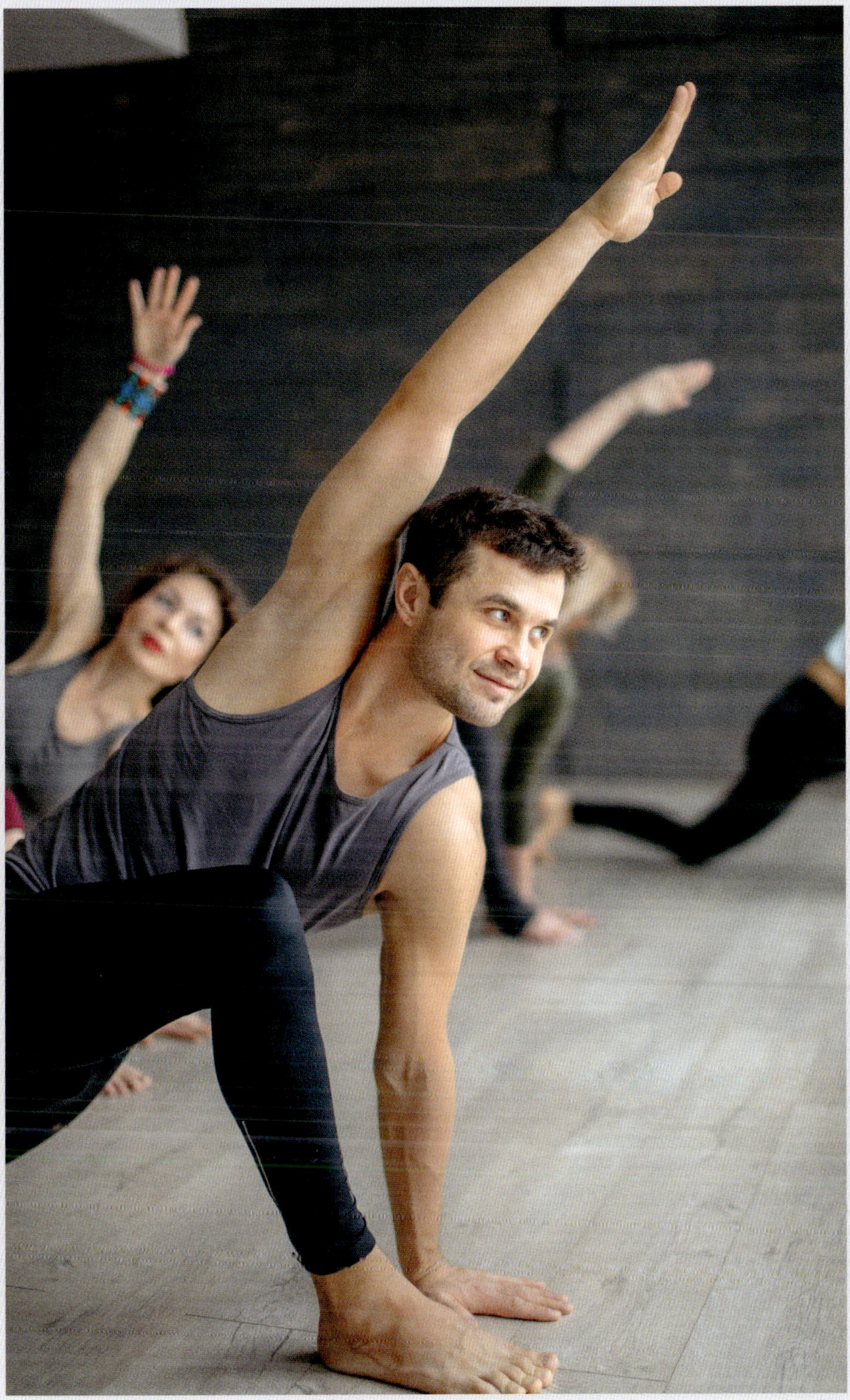

Defizit mit schwerwiegenden Folgen

Mittlerweile wissen wir alle schon ganz gut Bescheid darüber, wie wichtig Bewegung ist und dass sie gesund, schlank, fit und schön macht. Obwohl wir heutzutage so viele Möglichkeiten zur Bewegung vorfinden wie noch nie, vor allem durch einen unkomplizierten Zugang über die verschiedenen digitalen Medien, fällt es uns doch sehr schwer, uns aufzuraffen und dem Körper etwas Gutes zu tun.

Die Weltgesundheitsorganisation (WHO) empfiehlt als Mindestmaß 150 Minuten moderate Bewegung wie z. B. Joggen oder Radfahren oder 75 Minuten intensiveres Work-out wie Fitness, Gymnastik oder Krafttraining pro Woche. Leider gelingt es aber den meisten von uns nicht, diese Regelmäßigkeit mittel- oder gar langfristig durchzuhalten.

Für die allermeisten von uns, insbesondere für all jene, die im Berufsleben sitzen, ist die tägliche Arbeit am Computer mittlerweile nicht mehr wegzudenken – deshalb ist ein Alltag ohne Bewegung überhaupt erst möglich geworden. Praktisch alles ist mit dem Auto erreichbar. Wir stehen morgens auf, fahren mit dem Lift in die Garage, setzen uns ins Auto, fahren zur Arbeit, steigen dort in der Garage wieder in den Lift ein, sitzen den ganzen Tag in unserem Bürosessel, steigen nach getaner Arbeit wieder in den Lift und fahren mit dem Auto zurück nach Hause. Zu Hause angekommen setzen wir uns an den Esstisch und legen uns danach aufs Sofa. Das mag jetzt etwas übertrieben klingen, für viele Menschen ist das aber mehr oder weniger tägliche Routine.

Extremer Bewegungsmangel im Alltag

Im Durchschnitt verbringen wir fast 90 Prozent des Arbeitstages im Sitzen. Der Spruch »Sitzen ist das neue Rauchen« ist mittlerweile vielen geläufig. Denn laut WHO sterben jährlich etwa sieben Millionen Menschen an den Folgen des Rauchens – während am Sitzen und seinen Folgeerscheinungen rund fünf Millionen Menschen pro Jahr sterben. Wobei der Tabakkonsum in den kommenden Jahren sicherlich weiter abnehmen wird, die Belastungen und Gefährdungen durch zu viel Sitzen aber rapide ansteigen. Wer mehr als ein Drittel des Tages sitzend verbringt und das nicht durch ausgleichende Bewegung in der Freizeit kompensiert, reduziert seine Lebenserwartung um annähernd 20 Prozent.

Dabei *könnten* wir häufiges und langes Sitzen durch entsprechende Bewegung ausgleichen. Dazu bedarf es oft keines stundenlangen Übungsprogramms oder sportlicher Aktivitäten, die in den Leistungssport hineinreichen, sondern lediglich einer regelmäßigen Bewegung, die die Gelenke, Sehnen, Bänder, Faszien und Muskeln stimuliert. Dabei stehen weniger körperlich fordernde Berufe im Vordergrund, sondern insbesondere geistige Routinetätigkeiten. Wer jahrelang körperlich anstrengende Arbeiten verrichten muss, wird mit Sicherheit unter Abnutzungserscheinungen leiden. Wer jedoch Vielsitzer und gleichzeitig Bewegungsmuffel ist, kann davon ausgehen, dass Körper und Bewegungsapparat auf diese Nicht-Stimulierung der wichtigsten Regionen ebenfalls negativ reagieren werden.

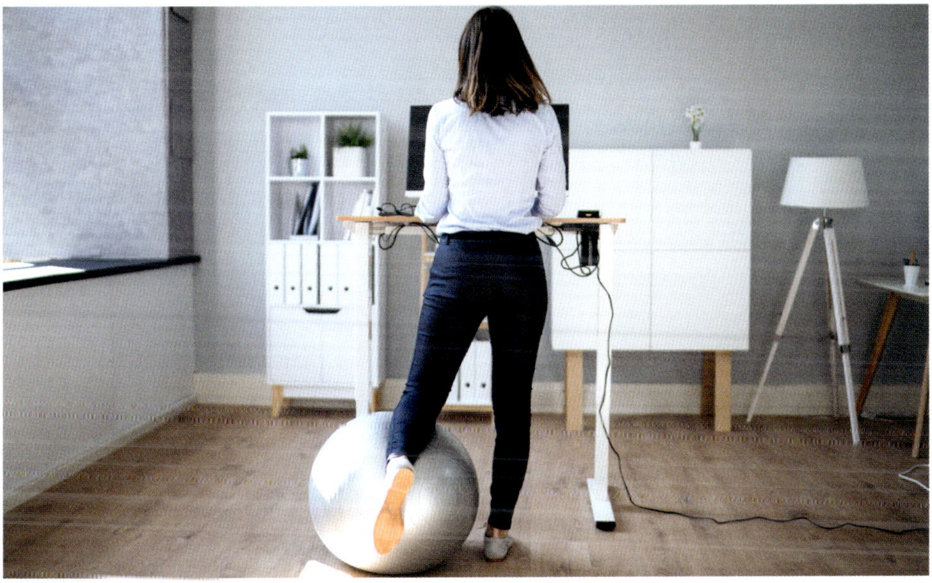

Einseitige Haltungen z. B. bei der Arbeit am Computer vermeiden Sie, wenn Sie öfter die Position wechseln. Nutzen Sie ein Stehpult oder führen Sie kleine Bewegungen auf einem Sitz- oder Gymnastikball aus.

Der Mensch ist für Bewegung gemacht

Bewegung ist ein Grundprinzip der menschlichen Gesundheit – wir hätten keine Überlebenschance, wenn wir uns gar nicht bewegen würden. Denn alle wichtigen Bestandteile unseres Körpers müssen mit Sauerstoff und Nährstoffen ausreichend versorgt und angereichert werden. Dazu gehören die Muskulatur, das Skelett und die inneren Organe. Heute bewegen wir uns etwa 60 bis 70 Prozent weniger als noch vor 100 Jahren. Doch Sport und Bewegung sind ein umfassendes, kostengünstiges und simples Rezept, um ein Leben frei von Schmerzen und größeren Einschränkungen führen zu können. Bewegung soll nicht nur Therapie sein, sondern auch Prävention und Prophylaxe für das körperliche und geistige Wohlbefinden. Bewegung fördert die Lebensqualität und Freude und führt uns zu physischer wie psychischer Gesundheit. Und noch einmal sei gesagt: Dafür ist es auf keinen Fall notwendig, Leistungssportler zu werden. Es reichen einfache, regelmäßige und effektive Bewegungen sowie Übungen, um eine nachhaltige Bewegungsroutine zu etablieren.

»Kranke gehören ins Bett und müssen sich schonen!« Dieser Mythos spukt uns allen im Kopf herum. Das mag auf Infektionskrankheiten zutreffen, wenn wir jedoch von Problemen im Bewegungsapparat sprechen, dann ist in den meisten Fällen das Schonen der Beginn der Verschlechterung. Bewegung hält jung und aktiv, sie verhindert oder verzögert Zivilisationskrankheiten, wirkt sich schützend auf Gelenke, Herz und Gefäße aus und bringt ganz nebenbei noch eine Menge guter Laune.

Die meisten Menschen wünschen sich, ein hohes Alter zu erreichen – und stellen sich vor, noch in diesem Alter jugendlich schön und gesund zu sein. Leider sieht die Realität meist anders aus. Sie können aber durchaus etwas tun, um Ihre Vorstellungen Wirklichkeit werden zu lassen, denn Älterwerden ist kein passiver Prozess. Sicherlich nehmen im Alter unsere körperlichen Fähigkeiten ab. Wir verlieren Ausdauer und Energie ebenso wie unsere Beweglichkeit. Herz und Gehirn bauen sukzessive ab, eine Aufzählung möglicher Krankheiten erspare ich Ihnen. Doch die gute Nachricht ist, dass wir aktiv etwas tun können, um diesen Prozess zu verlangsamen und uns unsere Lebensqualität zu erhalten. Und das Zauberwort dabei lautet: Bewegung.

Die Vorteile regelmäßiger Bewegung

- Bewegung verlangsamt den Knorpelabbau und die Entstehung von Arthrose (Gelenkverschleiß) – vor allem wenn es sinnvolle Bewegung ist.
- Die Stimulation unserer Faszien, Muskeln, Bänder und Sehnen fördert die Durchblutung und regt somit den Organismus an, den Körper besser mit Nährstoffen zu versorgen.
- Der gefürchtete Knochenabbau verlangsamt sich, wenn wir eine gut trainierte Muskulatur aufweisen, da diese eine schützende Wirkung auf die Knochen hat.
- Körperliche Herausforderungen kurbeln in gewissem Maße auch die Produktion von Hormonen an – im Muskel sind das Myokine, von denen der gesamte Körper profitiert. Auf diese Weise wird das Nachlassen der Produktion wichtiger Hormone im Alter verlangsamt.
- Regelmäßige Bewegung stärkt unser Immunsystem, das gilt für gesunde wie für chronisch kranke Menschen. Wir fühlen uns fitter und widerstandsfähiger.
- Bluthochdruck, die Eintrittspforte für die schweren Erkrankungen des Herz-Kreislauf-Systems, wird durch Bewegung in Schach gehalten bzw. verringert.
- Wer sich mehr bewegt, ist weniger auf Tabletten angewiesen und hat ein geringeres Risiko, einen Herzinfarkt oder einen Schlaganfall zu erleiden.

Überzeugen Sie sich selbst und fangen Sie noch heute damit an. Es ist nicht schwer und auch nicht kompliziert, vor allem wenn man sich vor Augen führt, dass Nichtstun den Abbau sowie den Verlust körperlicher und geistiger Funktionen bedeutet.

Soforthilfe für Vielsitzer

Was können Sie nun aber konkret tun, um mehr Bewegung in Ihren Alltag zu bringen, ohne dafür gleich eine Mitgliedschaft im Fitnesscenter abschließen oder sich für den nächsten City-Marathon anmelden zu müssen? Im Folgenden finden Sie ein paar einfache Tipps und Maßnahmen, mit denen Vielsitzer viel erreichen können:

- Wer viel im Sitzen arbeitet, sollte alle 20 bis 30 Minuten aufstehen und eine kleine Runde durch den Raum drehen.

- Wenn Sie in einem Büro arbeiten, können Sie zu den Kolleginnen und Kollegen gehen, um mit ihnen zu sprechen, statt zum Telefon zu greifen oder eine Mail zu schreiben. Das verbessert im Übrigen auch die interne Kommunikation.

- Wenn Sie telefonieren, können Sie dies im Stehen tun und so die Chance nutzen, sich aufzurichten.

- Viele Unternehmen unterstützen mittlerweile Stehpulte. Probieren Sie es aus – Sie werden die Abwechslung in der Arbeitsposition sicherlich schätzen lernen!

- Versuchen Sie doch auch einmal, Meetings im Stehen abzuhalten. Wenn die Mehrheit mitmacht, kann sich die sitzende Minderheit nicht bequem zurücklehnen.

- Nutzen Sie Ihre Pausen, um aufzustehen, und die längere Mittagspause, um nach draußen zu gehen.

- Verändern Sie immer wieder Ihre Sitzposition. Wir neigen zu bequemen und einseitigen Haltungen.

- Und last but not least: Machen Sie die Übungen aus dem Kapitel »Quickie-Moves« (siehe S. 131ff.), die Ihnen im Büro und im Alltag schnell etwas Bewegung verschaffen.

Bewegung wirkt auf vielen Ebenen

Bewegung lässt sich sowohl zur Vorbeugung als auch zur Therapie von Erkrankungen des Herz-Kreislauf-Systems wie Bluthochdruck oder Herzschwäche einsetzen. Solange sich die Menschen fit und beweglich halten, können wir positive Effekte auf die Gefäße und das gesamte Herz-Kreislauf-System feststellen. Regelmäßige Aktivität weitet die Gefäße, senkt den Blutdruck und reduziert die Cholesterin- sowie Blutzuckerwerte. Der gesamte Organismus wird besser mit Sauerstoff und Nährstoffen versorgt. Im Gegensatz dazu weisen Menschen, die sich fast gar nicht bewegen, ein deutlich erhöhtes Risiko auf, eine Herz-Kreislauf-Erkrankung zu entwickeln.

Auch auf unsere Lebensqualität und unser seelisches Wohlbefinden haben Übungen und Bewegung, Sport oder Training einen signifikant positiven Einfluss. Körperliche Aktivitäten setzen bestimmte Botenstoffe frei, regen die Bildung von neuen Nervenzellen an und wirken sich außerdem positiv bei psychischen Beschwerden wie Ängsten, starken Anspannungen, Schlafstörungen oder auch Depressionen aus.

Der menschliche Körper ist ein wahres Wunderwerk der Natur. Er besteht aus 206 bis 212 Knochen, über 650 Muskeln und etwa 140 Gelenken. Knochen lieben Bewegung. Auch wenn das auf den ersten Blick nicht ersichtlich ist, brauchen Knochen genauso Bewegung und Stimulation wie alle anderen Bereiche des Körpers auch. Knochenzellen erneuern sich, die Knochensubstanz wird ständig auf- und abgebaut. Wir wissen, dass im Alter der Knochenumbau nicht mehr so schnell funktioniert und die Regenerationsfähigkeit des Körpers nachlässt. Sport und Bewegung können diesen drohenden Rückschritt effektiv abbremsen. Dabei ist es wichtig zu wissen, dass gerade Knochen abwechslungsreiche Bewegungen lieben und brauchen, um sich schneller regenerieren und umbauen zu können. Ähnlich verhält es sich mit den Muskeln. Auch die Muskulatur beginnt bereits mit dem 30. Lebensjahr, sukzessive abzubauen. Daher ist ein ausgewogenes Trainingsprogramm, das die Muskulatur unterschiedlich beansprucht, von großer Bedeutung. Gerade im Bereich der Prävention und Therapie von Schmerzen rücken Muskeln zunehmend in den Vordergrund. Eine kräftige und gleichzeitig gut gedehnte Muskulatur schützt vor Knochenabbau und Gelenkabnutzung, sie fördert den Stoffwechsel und nimmt positiv Einfluss auf die klassischen Zivilisationskrankheiten des Herz-Kreislauf-Systems. Zusätzlich werden bei entsprechender Beanspruchung auch noch Botenstoffe und Hormone ausgeschüttet, die nicht nur den gesamten Körper gesund und fit halten, sondern auch unsere Lebensfreude steigern.

Warum Bewegung für unseren Körper so wichtig ist

Regelmäßige Bewegung bietet dem Körper zahlreiche Pluspunkte, darunter die folgenden:

- Mehr Kraft in den Muskeln
- Höhere Knochendichte und geringeres Osteoporoserisiko
- Weniger Gelenkverschleiß durch gezielte Belastung und ausgewogenes Verhältnis von Gelenkstabilität und -mobilität
- Weniger Schmerzen, insbesondere weniger Rücken-, Schulter- und Nackenschmerzen
- Bessere Sauerstoffaufnahme, mehr Ausdauer und weniger Atembeschwerden
- Blutdrucksenkung und geringeres Risiko für Gefäßverstopfung
- Geringeres Risiko für Zivilisationskrankheiten des Herz-Kreislauf-Systems wie Schlaganfall oder Herzinfarkt
- Geringeres Risiko für Diabetes mellitus und Übergewicht
- Bessere Konzentrationsfähigkeit und geringere Belastung durch Stress, Ängste oder Depressionen
- Geringeres Krebsrisiko, vor allem bezüglich Darm-, Brust- und Prostatakrebs
- Gesteigertes Wohlbefinden und gestärktes Immunsystem
- Mehr Beweglichkeit und besserer Schlaf

Rückenschmerzen – das Problem einer ganzen Gesellschaft

Noch nie hat es eine Zeit gegeben, in der so viele Menschen an Rückenschmerzen gelitten haben wie heute.[1] Drei von vier berufstätigen Menschen geben an, schon einmal Rückenschmerzen gehabt zu haben, insbesondere im unteren Rücken. Bei jedem Siebten sind die Rückenschmerzen bereits chronisch geworden.[2] Auf Erkrankungen des Muskel-Skelett-Systems, psychische Erkrankungen sowie Erkrankungen des Atmungssystems entfielen im Jahr 2020 in Deutschland mehr als die Hälfte aller Fehltage (53,9 Prozent). Dabei hatten Erkrankungen des Muskel-Skelett-Systems einen Anteil von 22,1 Prozent am Krankenstand. Hinsichtlich der Häufigkeit lagen Erkrankungen des Muskel-Skelett-Systems mit 16,5 Erkrankungsfällen pro 100 Versicherten an zweiter Stelle. Die Fehltage wegen Erkrankungen des Muskel-Skelett-Systems waren 2020 im Vergleich zum Vorjahr etwas an gestiegen. In der Hauptgruppe der Muskel-Skelett-Erkrankungen stellen die Rückenerkrankungen den größten Teilkomplex dar. In weniger als zehn Jahren stieg die Anzahl der stationären Behandlungen wegen Rückenschmerzen um 80 Prozent, in den Notaufnahmen gar um 160 Prozent (siehe ebenfalls Fußnote 2). Die ökonomische und volkswirtschaftliche Dimension dieser Entwicklung ist verheerend: 50 Milliarden Euro, also rund zwei Prozent des Bruttoinlandsprodukts (BIP) in Deutschland, fallen jährlich als Kosten aufgrund von Rückenschmerzen an. Eine unglaubliche Zahl, bei der schon längst alle Alarmglocken hätten schrillen sollen!

Nicht nur ältere Menschen sind betroffen

Die Zeiten ändern sich, und so sind Rückenschmerzen kein Problem allein der älteren Generation und der körperlich schwer arbeitenden Men-

1 Hoy, D., Bain, C., Williams, G., March, L., Brooks, P., Blyth, F., Woolf, A., Vos, T., Buchbinder, R.: »A systematic review of the global prevalence of low back pain«, *Arthritis Rheum* 64 (6) 2012, 2028–2037.

2 DAK-Gesundheitsreport 2021; zuletzt abgerufen am 12.4.2022.

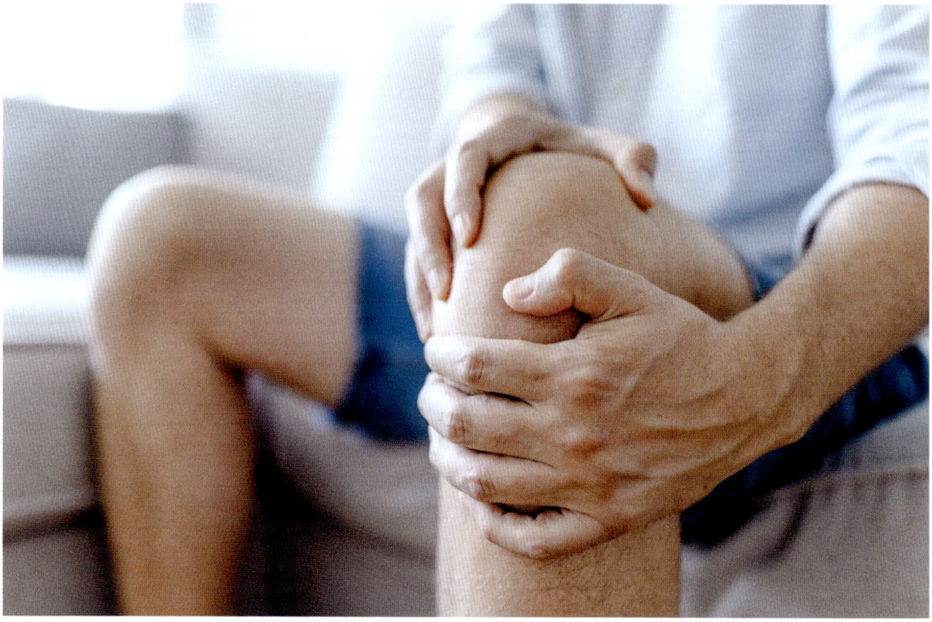

Beschwerden in den Gelenken haben sehr häufig eine funktionelle, keine organische Ursache – und Erstere können wir durch regelmäßige und abwechslungsreiche Bewegung beheben!

schen mehr. Mittlerweile leidet eine ganze Gesellschaft an Schmerzen im Bewegungsapparat, in immer größerem Umfang sind auch Kinder und Jugendliche davon betroffen. Klassische Behandlungen wie Schmerzmittel, Infiltrationen und Ähnliches bringen oft nur kurzzeitig eine Linderung der Beschwerden, lösen aber leider sehr selten das ursächliche Problem. Inzwischen sind die wenigsten Beschwerden im unteren Rücken einer organischen Ursache wie z. B. einem Bandscheibenvorfall oder einer Bandscheibenvorwölbung, einer Osteoporose, einem Tumor oder einer Gelenkabnutzung zuzuschreiben. In etwa 80 Prozent aller Fälle sind funktionelle Probleme die Hauptursache für Schmerzen, Einschränkungen und andere Beschwerden im unteren Rücken.[3] Funktionelle oder unspezifische Rückenschmerzen haben die Eigenschaft, weder im Röntgenbild noch im Magnetresonanztomogramm (MRT) irgendein Anzeichen für die Schädigung oder Entzündung einer Struktur erkennen zu lassen. Während man bei Stürzen oder Unfällen

3 Reith, W.: »Nichtspezifische Kreuzschmerzen und Chronifizierung«, *Der Radiologe* 60, 2020, S. 117–122.

häufig organische oder strukturelle Veränderungen wie beispielsweise Brüche feststellen kann, finden wir die Ursache für funktionelle Rückenbeschwerden fast immer im umliegenden Gewebe der betroffenen Region. Damit sind Muskeln, Sehnen, Bänder und Bindegewebe – dieser Begriff wird heute synonym mit Fasziengewebe verwendet – gemeint.

Arthrose - Gelenkverschleiß als Zeichen unserer Zeit

Wenn die Knorpelschicht zwischen den Gelenkpartnern, den Knochen, abgenutzt wird, kommt es zu einem degenerativen – abbauenden – Prozess, der als Arthrose bezeichnet wird und grundsätzlich jedes Gelenk betreffen kann. Die Arthrose ist die häufigste Gelenkerkrankung überhaupt und die häufigste Ursache anhaltender Funktionseinschränkungen und Schmerzzustände. Sie tritt mittlerweile nicht mehr nur in fortgeschrittenem Alter auf, auch jüngere Menschen sind von ihr betroffen. Doch auch hier ist Bewegung Trumpf, denn sie ist Therapie und Prävention gleichzeitig.

Die Knorpel üben in den Gelenken die Funktion eines Stoßdämpfers aus. Ohne sie, also ohne Schutzschicht, würden die Knochen gnadenlos aufeinanderprallen und permanent aneinander reiben. Zur Arthrose, zum Abbau des Knorpelgewebes, kommt es in erster Linie durch Überlastung, Fehlbelastung oder eine nicht ausreichende bzw. ganz fehlende Stimulation – mit anderen Worten: mangelnde Bewegung. Die Zahlen zum Thema Arthrose sprechen eine bedrückende Sprache:

- Etwa ein Viertel aller Deutschen leidet an Funktionseinschränkungen der Bewegungsorgane.
- Bei rund zehn Millionen Betroffenen werden klinisch manifeste und behandlungsbedürftige chronische Erkrankungen des Stütz- und Bewegungsapparates diagnostiziert.
- Knapp sieben Millionen Menschen leiden an schweren chronischen Rückenschmerzen.

- Etwa fünf Millionen sind von symptomatischen Arthrosen betroffen.
- Rund 1,5 Millionen Menschen leiden an entzündlich-rheumatischen Erkrankungen.
- Hinzu kommen etwa 20 000 rheumakranke Kinder.
- Das Risiko einer entzündlich-rheumatischen Erkrankung wird nach amerikanischen Daten auf rund acht Prozent für Frauen und fünf Prozent für Männer geschätzt.

Durch Einschränkung der Beweglichkeit wird das Gelenk weniger benutzt, womit Schon- und Fehlhaltungen verstärkt werden und das Gewebe um das Gelenk herum nicht mehr stimuliert wird. In den Faszien kommt es zu Elastizitätsverlust und Verklebungen, Verdrehung und Steifigkeit, wodurch die Schmerzrezeptoren, die dort in großer Anzahl vorhanden sind, aktiviert werden. Eine negative Kaskade nimmt ihren Lauf. Anlauf- und Belastungsschmerzen sind die Folge, lassen jedoch nicht auf den Schweregrad der Arthrose schließen. Schonung und Ruhe sind gefährlich, aber verständlicherweise Mittel der Wahl bei starken Schmerzen.

Häufig betroffen: die großen Gelenke

Der Hüftgelenkersatz (Hüftgelenktotalendoprothese = H-TEP), der meist aufgrund von fortgeschrittener Arthrose (Coxarthrose) durchgeführt wird, ist die häufigste Operation im Bereich des Bewegungsapparats, gefolgt vom Kniegelenkersatz aufgrund von Kniegelenkarthrose (Gonarthrose). In Deutschland werden pro Jahr etwa 250 000 Hüft- und 200 000 Knieprothesen eingesetzt. Ebenfalls häufig von Arthrose betroffen sind das Schultergelenk (Omarthrose), das Sprunggelenk (Sprunggelenkarthrose) und die Finger (Fingerarthrose).

Die Arthrose wird je nach Schweregrad in vier Stadien unterteilt. Bei Grad IV ist die Erkrankung schon weit fortgeschritten und der Knochen an vielen Stellen nicht mehr von Knorpel bedeckt. Die Schutzschicht fehlt, die Knochen stoßen direkt aufeinander und reiben sich ab. Entzündungen, Ergüsse, Einschränkungen in der Beweglichkeit und Schmerzen sind die Folge.

Das richtige Maß finden

Früher hat man arthrotische Veränderungen in Gelenken der alten Bevölkerung zugeschrieben, die meist ihr Leben lang schwere körperliche Arbeit verrichten musste. Dieses Bild hat sich heute radikal gewandelt. Natürlich tritt die Erkrankung noch immer primär im fortgeschrittenen Alter auf, da sich die Knorpelschicht erst einmal ablösen muss. Aber auch bei jungen Menschen, bei Leistungssportlern und bei Unfällen, bei Überlastungen, angeborenen Fehlstellungen, rheumatischen Erkrankungen und selten auch Stoffwechselerkrankungen kann die Arthrose in Erscheinung treten.

Zu viel Belastung ist demnach nicht gut – zu wenig Belastung aber auch nicht. Gelenkschonende Sportarten und die Übungen in diesem Buch führen dazu, dass der Knorpel durch vernünftige Belastung stimuliert und »ernährt« wird und so weniger abbaut und verschleißt. Die umliegende Muskulatur sowie das Fasziengewebe schützen den Knorpel vor Belastungsspitzen.

Lange Zeit merken die Patientinnen und Patienten gar nichts von ihrer Arthrose, weil diese über Jahre hinweg symptomlos verlaufen kann oder einmal mehr und einmal weniger Beschwerden macht. Kommt es zu Schwellungen, Überwärmung und Schmerzen, gehören diese auf alle Fälle ärztlich abgeklärt. Hier gibt es mehrere Therapieansätze, von Infiltrationen bis hin zu Schmerzmedikamenten und Entlastung. Aber so weit wollen wir es erst gar nicht kommen lassen! Wenn Sie Interesse an weiterführenden Informationen zur Arthrose und zu den einzelnen Gelenken haben, empfehle ich Ihnen das Buch *Gelenke gut, alles gut.*[4] Dort finden Sie auch passende Übungen, zur Therapie ebenso wie zur Prophylaxe. Zusätzlich erhalten Sie zahlreiche Ernährungstipps.

4 Poeckh, Peter und Mehl, Volker: *Gelenke gut, alles gut: Beschwerden lindern und vorbeugen durch Ayurveda und gezielte Bewegung.* München, Südwest, 2021.

Einseitige körperliche Belastung

Schwere körperliche Arbeit und einseitige Belastungen können natürlich genauso Schmerzen und Beschwerden im Körper hervorrufen wie wenig oder keine Bewegung. Der Zauberspruch lautet: Die Dosis macht das Gift!

Diesen berühmten Satz gab Paracelsus bereits im 16. Jahrhundert von sich und bezog ihn auf den Einsatz von Heilmitteln. Der Satz lässt sich jedoch auch auf unseren Bewegungsapparat anwenden: Zu wenig Bewegung ist Gift, zu hohe Belastungen sind ebenfalls Gift. Sport ist grundsätzlich gesund, wenn er sinnvoll ausgeführt wird, auf die Spitze getriebener Leistungssport aber dient der Gesundheit nicht wirklich. Deswegen integrieren viele Top-Sportler Ausgleichsbewegungen in ihr Training, und nicht selten endet

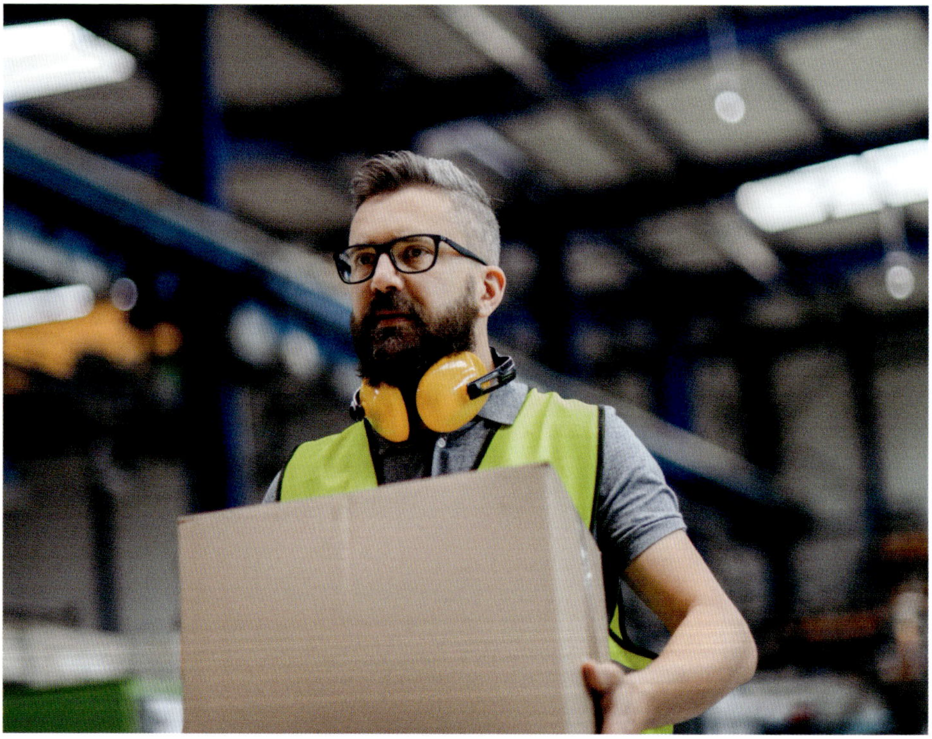

Auch wer bei der Arbeit beispielsweise schwer heben oder tragen muss, riskiert Schmerzen in Rücken, Schultern und Nacken. Hier helfen Ausgleichsbewegungen, damit keine allzu einseitige Belastung entsteht.

eine Karriere mit einer schweren Verletzung. Von den Nachwirkungen Jahre und Jahrzehnte später hört man dann nicht mehr allzu viel.

Für uns Normalos lässt sich das auf schwere körperliche Arbeit anwenden. Diese gibt es heute zum Glück zwar viel weniger, aber noch immer arbeiten viele Menschen in körperlich fordernden Berufen, etwa in der Altenpflege, auf dem Bau oder im Lager. Da scheint es logisch, dass der Körper mit fortschreitendem Alter Abnutzungserscheinungen aufweisen wird. Für all diese Menschen, und das sind sehr viele, sind sinnvolle Bewegung und Übungen zum Ausgleich der entstandenen Belastungen und Asymmetrien von großer Bedeutung. Sie lade ich besonders ein, sich mit den Programmen und Übungen in den kommenden Kapiteln vertraut zu machen!

KAPITEL 2

Fehlhaltungsmuster und ihre Folgen

Wie jedes Lebewesen versucht auch der Mensch, möglichst ökonomisch durchs Leben zu kommen: Wir wählen nach Möglichkeit den bequemen Weg und meiden Dinge, die uns Mühe machen. In grauer Vorzeit hatte das auch seinen Sinn, denn da hatte derjenige, der sich seine Kräfte gut einteilte, eindeutig die größere Überlebenschance. Nimmt die Bequemlichkeit, so wie es heute überwiegend der Fall ist, aber überhand, wandelt sich der Evolutionsvorteil schnell in einen Nachteil. Nehmen wir beispielsweise aus purer Bequemlichkeit immer wieder dieselben Körperhaltungen ein, sind Schmerzen und Bewegungseinschränkungen die unweigerliche Folge. Und das macht sich bei unserem heutigen meist sitzenden Lebensstil vor allem in Rücken, Schultern und Nacken bemerkbar.

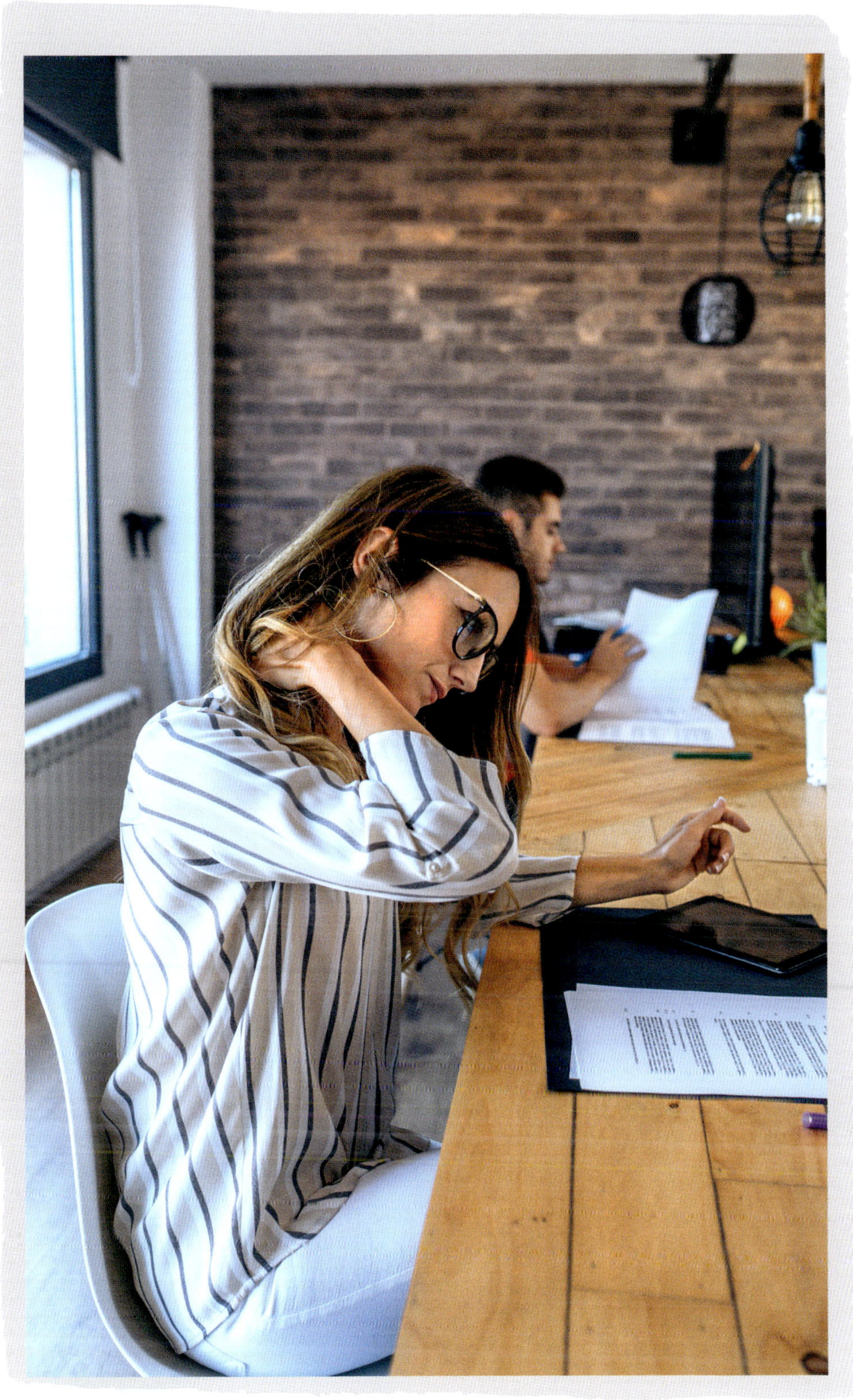

Eingeschliffene Bewegungsmuster

Ich beobachte bewusst seit über 20 Jahren Menschen dabei, wie sie sich bewegen. Und das Erstaunliche ist, dass jeder und jede seinen oder ihren eigenen Bewegungsstil hat. Der menschliche Körper ist das Individuellste, das wir uns vorstellen können. Wenn man bedenkt, dass jede Zelle des menschlichen Körpers in ihrer Konfiguration einzigartig ist und dass wir aus rund 100 Billionen Zellen bestehen, liegt es auf der Hand, dass jeder Körper ein absolutes Unikat darstellt. Von Lebensbedingungen, psychischen und emotionalen Auswirkungen, Umwelteinflüssen und dergleichen mehr will ich erst gar nicht beginnen. Hinzu kommt eine Genetik mit unterschiedlichen Prädispositionen, die uns anfälliger für bestimmte Erkrankungen und Beschwerden macht.

Dennoch gibt es häufige Bewegungsmuster, die wir uns mehr oder weniger alle aneignen, um entweder bestimmten Bewegungen auszuweichen, die unangenehm oder scheinbar unmöglich sind, oder um nicht allzu weit aus unserer Komfortzone herauskommen zu müssen. Nach etwa 10 000 Patientinnen und Patienten sowie mehreren Tausend Stunden Yoga- und Bewegungsunterricht kann ich Ihnen sagen, dass in etwa 98 Prozent aller Fälle die immer gleichen Fehlhaltungsmuster auftreten. Im Bereich Rücken, Schultern und Nacken sind das die folgenden:

- Übermäßiges Hohlkreuz (Hyperlordose)
- Rundrücken (Hyperkyphose)
- Schultern heben
- Nacken stauchen

Vielleicht haben Sie sich jetzt schon bei einem der aufgezählten Muster ertappt. Wir alle haben sie und wir alle neigen zu der einen oder anderen Fehlhaltung. Das ist nicht weiter schlimm, sollte uns aber bewusst sein – und wir sollten bei Übungen, die dem körperlichen Wohlbefinden dienen, darauf achten, etwaige Muster nicht noch weiter zu verstärken. Denn absichtlich führt dies keiner von uns aus, wir tun es unbewusst. Und leider kommt dabei selten ein Fehlhaltungsmuster allein!

Übermäßiges Hohlkreuz (Hyperlordose)

Ein Hohlkreuz ist normal und erwünscht! Diese Aussage überrascht Sie vielleicht, aber lassen Sie es mich erklären. Die Wirbelsäule besitzt eine Doppel-S-Form, wodurch sie eine Krümmung nach vorn im unteren Rücken, also im Bereich der Lendenwirbelsäule, aufweist, die sogenannte Lordose. Der Bewegungsapparat benötigt diese Kurve, damit wir uns fortbewegen können, um die Bandscheiben als Stoßdämpfer einzusetzen und vieles mehr. So weit, so gut.

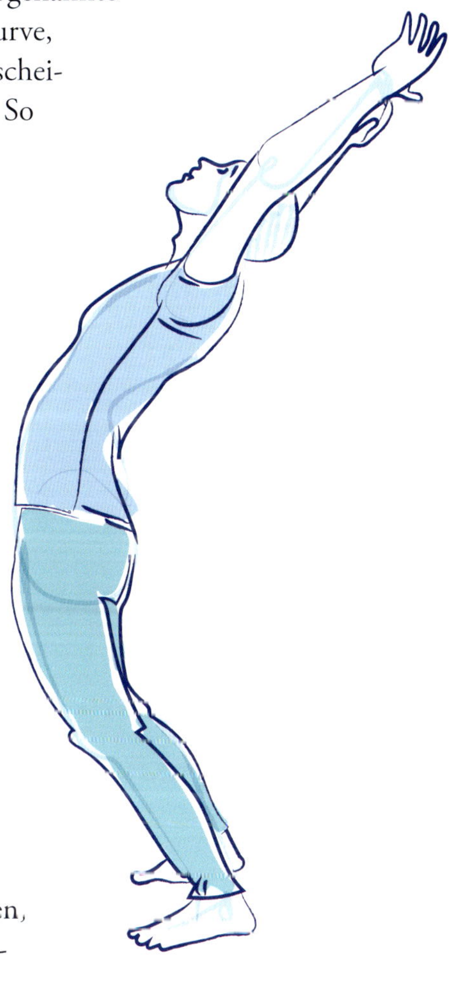

Wenn diese Kurve jedoch verstärkt wird, kommt es zu einem übermäßigen Hohlkreuz. Dann sinkt der untere Rücken richtiggehend ein und kollabiert. Das zeigt sich vor allem in Übungen und Bewegungen wie Rückbeugen. Der untere Rücken kann nicht gegenarbeiten, die Folge ist das übermäßige Hohlkreuz. Die Bandscheiben sind einem ungünstigen Druck ausgesetzt, die wichtige Rückenmuskulatur wird zu wenig oder gar nicht eingesetzt. Die Hauptgründe, warum es zu einem Hohlkreuz kommt, sind verkürzte Hüftbeuger (meist durch viel Sitzen und wenig abwechslungsreiche Bewegung) und/oder zu schwache Rückenstrecker. In beiden Fällen zieht die Lendenwirbelsäule nach vorn. Wenn dies nur hin und wieder passiert, kann der Körper es leicht kompensieren. Wird eine solche Haltung aber permanent eingenommen, bringt sie uns unausweichlich in das Fehlhaltungsmuster des übermäßigen Hohlkreuzes.

Wie Sie diesem Abhilfe schaffen können, wie Sie Ihren Hüftbeuger dehnen und den Rücken kräftigen, zeige ich Ihnen im Kapitel »Der Rücken« (siehe S. 50ff.) und dort in den Übungen für die Bandscheiben sowie im allgemeinen Bewegungsprogramm für Ihren Rücken.

Rundrücken (Hyperkyphose)

Der Rundrücken ist ein Klassiker und Spiegel unserer heutigen Zeit. Die viel zitierte sitzende Tätigkeit macht unseren Bewegungsapparat auf Dauer kaputt. Schon nach wenigen Minuten kann niemand von uns die aufrechte Haltung noch beibehalten, die Schultern müssen unweigerlich nach vorn fallen und aus dieser Kaskade der Schlaffheit auszubrechen gleicht einem wahren Martyrium. Trotzdem muss es uns gelingen, denn ein Rundrücken ist für unsere Wirbelsäule insgesamt ausgesprochen ungünstig.

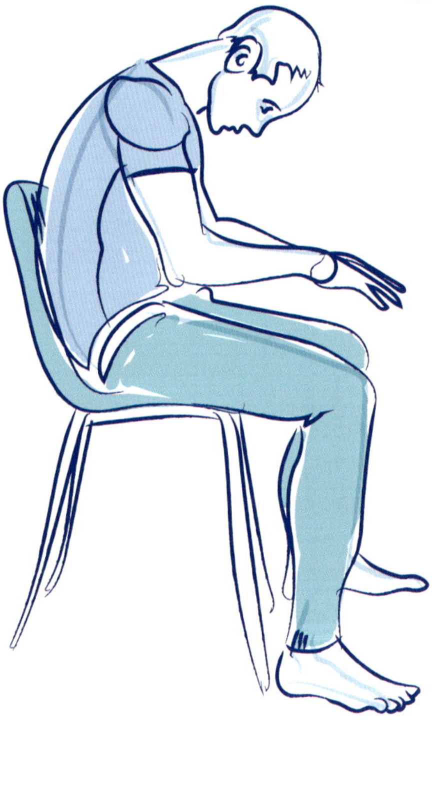

Grundsätzlich ist eine Kyphose, eine Krümmung nach hinten, in der Brustwirbelsäule normal und physiologisch und entspricht auch der Doppel-S-Form der Wirbelsäule. Fällt sie jedoch zu stark aus, leidet die Flexibilität in diesem Bereich massiv. Denn die Brustwirbelsäule ist in ihrer Beweglichkeit lediglich durch den Brustkorb und die Rippenpaare eingeschränkt und sollte ein sehr hohes Ausmaß für das Beugen und Strecken, Rotieren (Drehen) und Seitbeugen mitbringen. Ist dies nicht der Fall, hat das Konsequenzen auf gleich mehreren Ebenen:

- Die Aufrichtung des Oberkörpers insgesamt leidet darunter – was das bedeutet, erfahren Sie im Kapitel »Der Rücken« (siehe S. 50ff.).

- Die Regionen darüber und darunter müssen gegensteuern. Somit sind ein übermäßiges Hohlkreuz und ein gestauchter Nacken die Folge – zusätzliche Fehlhaltungsmuster entstehen.

- Durch die eingeschränkte Beweglichkeit in der Brustwirbelsäule kann die gesamte Beweglichkeit in den Schultergelenken nicht mehr genutzt werden. Dazu später mehr im Abschnitt »Schultern und Rücken – zwei Partner, die sich brauchen« (siehe S. 89ff.).

Führen wir diesen Rundrücken nun auch noch in Übungen aus oder verstärken ihn, etwa wenn wir sehr lange auf einem Rad trainieren, und machen wenig Gegenbewegung und Ausgleichsübungen, wird dieses Fehlhaltungsmuster zu einem dauerhaften Problem. Wir müssen raus aus dem Rundrücken! Dazu empfehle ich Ihnen das Übungsprogramm zu den Schultern (siehe S. 103ff.).

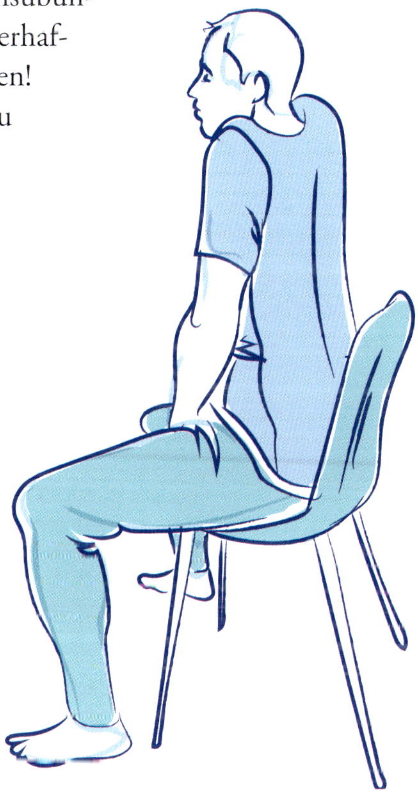

Schultern heben

Fast alle von uns haben schon mit Verspannungen im Schulter-Nacken-Bereich zu tun gehabt. Neben Rückenschmerzen sind Beschwerden in diesem Bereich der häufigste durch den Bewegungsapparat bedingte Grund, warum jemand einen Arzt oder eine Ärztin bzw. einen Therapeuten oder eine Therapeutin aufsucht. Kein Wunder bei unseren Sitzgewohnheiten. Nicht nur dass die Schultern nach vorn fallen, wir ziehen sie auch noch nach oben, weil wir uns zwischendurch immer wieder aufrichten möchten, das aber nicht aus dem gesamten

Oberkörper heraus tun. Dieses Phänomen beobachte ich seit vielen Jahren auch in den Kursen. Eine Verbesserung scheitert also oft nicht am Willen, sondern an der Ausführung. Wir ziehen die Schultern nach oben, um die fehlende Flexibilität in der Wirbelsäule auszugleichen. Fehlhaltungsmuster sind nicht absichtlich falsch durchgeführte Bewegungsabläufe, sondern Folge von Einschränkungen und anatomisch-funktionellen Begebenheiten, die schon vor langer Zeit begonnen haben sich zu entwickeln.

Wenn wir nun in einer Region, die bei 90 Prozent der Menschen ohnehin unter maximaler Dauerspannung steht, die Muskulatur anspannen, indem wir die Schultern heben, ist die logische Konsequenz die weitere Steigerung der an sich schon hohen Grundspannung. Irgendwann muss der Körper diese massive Spannung in einem Bereich loswerden, und es kommt zur Fortleitung in andere Regionen. Da der Großteil der Muskeln auf der Rückseite im oberen Rücken Richtung Kopf zieht, sind Nackenverspannungen, Spannungskopfschmerzen bis hin zu Migräne, manchmal auch Tinnitus die Folge einer Spannungskaskade, die mit Sicherheit nicht sein müsste. Dazu passt leider auch das nächste Fehlhaltungsmuster.

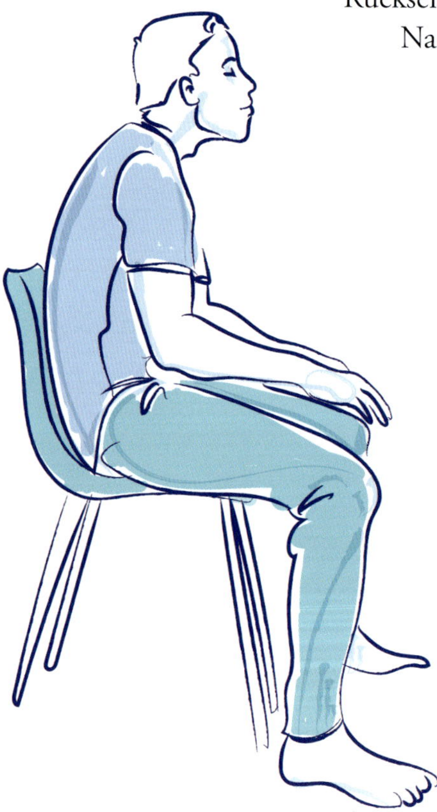

Nacken stauchen

Die Halswirbelsäule ist einerseits ein äußerst beweglicher Abschnitt der gesamten Wirbelsäule, andererseits aber auch der fragilste Teil. Es befinden sich dort die kleinsten Wirbelkörper, die die Nervenbahnen für die Schultern und Arme austreten lassen und die die Aufgabe haben, die wichtigen Gefäße und Nerven für die Versorgung des Gehirns zu schützen. Nun ist in der Beugung nach vorn, in der Rotation zur Seite und in der Seitneigung die Halswirbelsäule grundsätzlich sehr gut beweglich. Wird die Streckung nach hinten durchgeführt, ist das manchmal unangenehm, vor allem wenn man diese Position länger halten soll. Diese Bewegung mag die Halswirbelsäule gar nicht, denn der Druck auf die Bandscheiben wird erhöht, die Nerven und Gefäße geraten ebenso unter Druck und können komprimiert werden. Gerade bei älteren Menschen, bei denen die Halswirbelsäule abgenutzt ist und bei denen die Austrittspunkte für die Nerven schmaler werden, kann es zur Ohnmacht kommen, da die Versorgung mit Sauerstoff nicht aufrechterhalten werden kann.

Wenn man sich unsere mittlerweile gewohnte Haltung ansieht, muss sich der Rundrücken oberhalb und unterhalb ebenso auswirken. Für den Nacken bedeutet das die Gegenbewegung, also die Stauchung oder Überstreckung. Oft sieht man das gleiche Phänomen wie beim Heben der Schultern in den Übungen. Da die Aufrichtung der Wirbelsäule zur Streckung nicht so gut ausgeführt werden kann wie erwünscht, kompensiert der Nacken und wir stauchen unbewusst und ohne Absicht. Die Auswirkungen auf Bandscheiben, Nerven und Gefäße habe ich soeben geschildert. Wie immer geht es um die Dosis. Hin und wieder den Kopf nach hinten zu überstrecken wird niemandem einen Schaden zufügen. Führt man dies jedoch permanent und auch in Übungen aus, kann es eine kontraproduktive Wirkung haben.

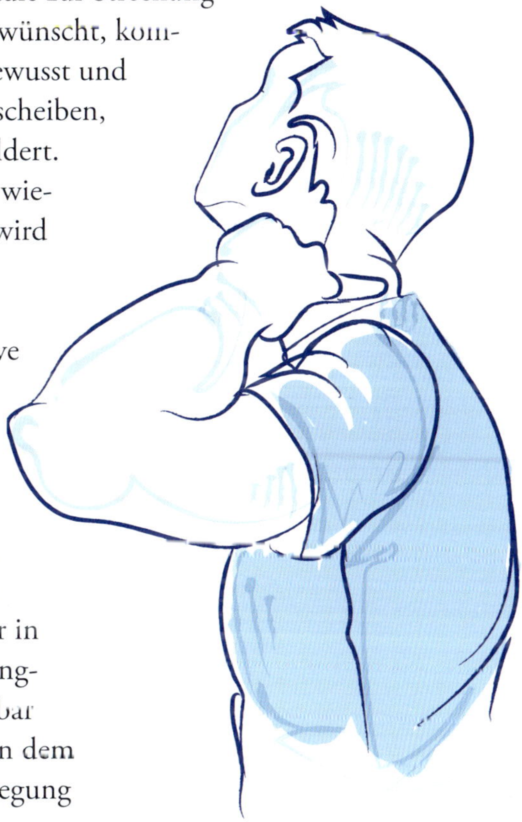

Vielleicht fragen Sie sich jetzt, wie man feststellen kann, ab wann man den Nacken staucht. Dafür gibt es einen einfachen Test, der Ihnen als Richtschnur dienen kann. Sie richten sich auf und legen einen Zeigefinger in den Nacken. Nun bewegen Sie den Kopf langsam nach hinten, bis eine Nackenfalte spürbar ist. Ab da ist ungefähr der Punkt erreicht, an dem die Stauchung überhandnimmt. Diese Bewegung sollten Sie speziell in Übungen vermeiden.

Schmerzen – was tun?

Wir alle kennen Sprüche wie »Sport ist Mord«, »Bewegung ist Belastung« oder »Das kann doch alles nicht gesund sein«. Und das mag auf den Leistungs- und Spitzensport auch zutreffen, zumindest teilweise. Für die allermeisten Menschen aber entstehen Schmerzen nicht aus sportlicher Überbelastung, sondern aus anderen Ursachen heraus, die sehr unterschiedlich sein können. Und daraus ergeben sich automatisch Fragen wie »Kann und soll ich Bewegung ausüben?«, »Wie finde ich das richtige Maß?« oder »Was ist erlaubt, was ist verboten?«.

Plötzlich türmt sich Bewegung zu einer riesigen Barriere auf und wird zum unüberwindbaren Hindernis. Doch lassen Sie mich Ihnen sagen: Auch wenn etwas schmerzt oder wehtut, ist Bewegung nicht nur erlaubt, sondern sogar erwünscht, sofern keine schwere Verletzung oder Erkrankung vorliegt. Dies kann leicht mit dem behandelnden Arzt abgeklärt werden. Primär geht es darum, den Teufelskreis aus Beschwerden und Angst vor der Bewegung zu durchbrechen.

Schmerzen – ein sinnvolles Signal des Körpers

Wenn etwas wehtut oder sich unangenehm anfühlt, haben wir natürlicherweise das Bedürfnis, uns zu schonen und Ruhe zu geben. Bekommen wir dann auch noch vom Arzt oder von der Ärztin grünes Licht zum Nichtstun, ist dies oft eine willkommene Gelegenheit, um den zweiten Platz im Kampf gegen den inneren Schweinehund zu feiern. »Das wird schon von allein besser!« oder »Abwarten und Tee trinken« gehören zu den vielen Sprüchen, die unser aktivitätsloses Dasein unterstützen. Doch leider werden Dinge und insbesondere Beschwerden selten von allein wieder wirklich richtig gut. Oft ist das Gegenteil der Fall: Schmerzen, Einschränkungen und Beschwerden verstärken sich sogar. Spritzen und Schmerzmittel helfen da manchmal nur kurzzeitig. Jedoch wurde auch bei chronischen Schmerzen bereits ein Paradigmenwechsel eingeläutet: Heute wird den Patientinnen und Patienten meist geraten, so aktiv wie möglich zu sein.

Schmerzen sind ein Zeichen des Körpers, dass irgendetwas nicht in Ordnung ist. Sie sind das wichtigste Sprach- und Kommunikationsmittel des Körpers, um zu signalisieren, dass etwas nicht stimmt, oder um uns vor noch größeren Schäden zu bewahren. Gerade bei Knochenbrüchen, Bänderrissen, Prellungen, Entzündungen oder Ähnlichem sind Schmerzen ein wichtiger Parameter, um Pause zu machen und Ruhe zu geben. Hier soll nicht belastet werden, sondern ruhiggestellt, hochgelagert, gekühlt, mit Schmerzmitteln gearbeitet werden; je nach Verletzung sollte diese mittel- und langfristig ärztlich versorgt werden.

Sonderfall chronische Schmerzen

Bei chronischen Schmerzen ist das ganz anders. Die Alarm- und Warnfunktion des Körpers ist nicht mehr aktuell. Viele Patienten kämpfen oft jahrelang mit den immer gleich bleibenden Schmerzen und Symptomen. Scheinbar kann ihnen kein Arzt, keine Therapeutin mehr helfen. Der Schmerz wird zum Mittelpunkt ihres Lebens. Ursache und Hintergrund der einst neu aufgetretenen Beschwerden gehen immer mehr verloren. Es entsteht eine negative Spirale, die nur ganz schwer aufzuhalten ist oder gar in eine positive Richtung gelenkt werden kann.

Weitere Symptome wie Erschöpfung, Schlafstörungen und Beschwerden in anderen Regionen kommen hinzu und reduzieren die Lebensqualität noch mehr. Dadurch werden auch Schonhaltungen eingenommen, die zu Fehlfunktionen im gesamten Bewegungsapparat führen und die die Muskulatur, die Knochen und das Fasziengewebe verhärten und schwächen. Damit ist dem negativen Kreislauf freie Bahn gegeben. Wenn es dann heißt, mit Bewegung anzufangen, und jeder Schritt oder jede Übung Schmerzen bereitet, kann man sich gut vorstellen, wie schwierig eine solche Situation ist. Extrem wichtig wäre es nun, Bewegungen zu finden, die schmerzfrei möglich sind und im Optimalfall ein bisschen Spaß bringen. Dabei kann schon ein kurzer Spaziergang sein Gutes tun – oder die einfachen und nicht überfordernden Bewegungen, die ich Ihnen in den jeweiligen Übungsprogrammen zu Rücken, Schultern, Nacken in diesem Buch vorstelle.

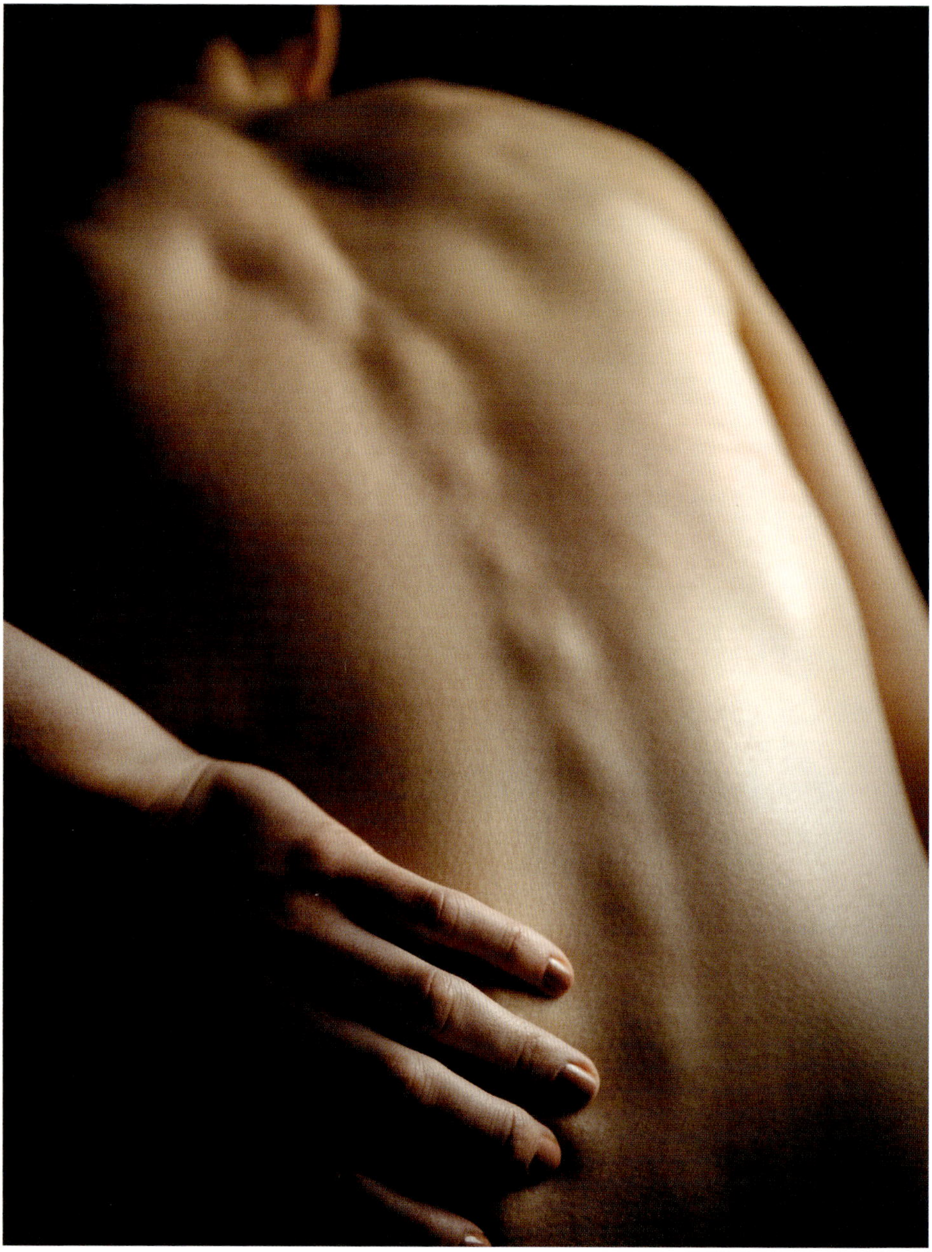

Bei vielen Menschen sind Rückenschmerzen bereits chronisch geworden und beeinträchtigen die Lebensqualität der Betroffenen enorm. Schonung verschlimmert die Beschwerden meist – hier hilft nur Bewegung, Bewegung, Bewegung!

Beschwerden und Schmerzen scheinbar ohne Grund

Wie Ihnen aufgefallen ist, geht es in diesem Buch weniger um neue Operationstechniken, spezielle Untersuchungs- und Behandlungsmethoden oder innovative Therapieansätze. Es geht um Bewegung: die Auswirkungen und Erfolge von sinnvoller und regelmäßiger Bewegung und die Auswirkungen von mangelnder oder falscher Bewegung.

Das hat seinen guten Grund, und der liegt in den sogenannten funktionellen oder unspezifischen Beschwerden. Über 80 Prozent der Rückenschmerzen haben keine organische, sondern eine funktionelle Ursache. Das bedeutet, dass in lediglich 10 bis 20 Prozent der Fälle die Radiologin oder der Orthopäde auf dem Röntgenbild oder im MRT eine strukturelle oder organische Ursache für Ihre Beschwerden findet. Diese wäre z. B. ein Bandscheibenvorfall, Osteoporose, ein Gleitwirbel oder ein Tumor. Glücklicherweise sind diese Ursachen aber selten der Auslöser von Schmerzen im Bewegungsapparat. Viel weiter verbreitet sind genannte funktionelle Ursachen, die insbesondere das Muskel- und Fasziengewebe betreffen.

Findet man nicht sofort eine Ursache für die Schmerzen, hat die moderne Medizin umgehend einige neue Begriffe parat, um das Geschehen zu erklären, etwa das multimodale Schmerzmodell, die Chronifizierung durch das Schmerzgedächtnis oder die Fibromyalgie. Häufig wird auch einfach die Psyche zur Schuldigen erklärt. Die Herangehensweise an funktionelle Beschwerden im Bewegungsapparat, die fast alle Menschen kennen und schon einmal gehabt haben, ist mehr als chaotisch. Und speziell die Bereiche Rücken, Schultern und Nacken sind für nicht-organische Beschwerden prädisponiert. Denken wir an unsere alltäglichen Sitzhaltungen, unsere Fehlbelastungen, unsere einseitigen Haltungsmuster, verstehen wir relativ schnell, warum wir Spannungen im umliegenden Gewebe aufbauen. Da die große Mehrheit aller Beschwerden in diesen Regionen ihre Ursache in diesen Grundprinzipien hat, wurde dieses Buch geschrieben, um mit einfachen und effektiven Übungen mittel- und langfristig Abhilfe schaffen zu können. Zusätzlich können alle in diesem Buch vorgestellten Übungen auch präventiv durchgeführt werden, um zukünftig ein gesundes und vernünftiges Gleichgewicht von Spannung und Entspannung auf körperlicher Ebene zu finden.

Echt menschlich: Erst aktiv werden, wenn es wehtut

Wir alle kennen das: Haben wir keine Schmerzen und läuft alles wie am Schnürchen, tun wir – gar nichts. Es muss erst zwicken oder wehtun, bis wir begreifen, dass wir aktiv werden sollten. Ich sage bewusst »sollten«, denn das ist dann auch der Punkt, an dem wir ungeheuer kreativ werden und uns eine Ausrede nach der anderen einfällt, warum wir gerade jetzt nicht in Bewegung kommen können. Aber warum ist das eigentlich so?

Sie brauchen kein schlechtes Gewissen zu haben, dass Sie den Abend lieber auf dem Sofa verbringen, wenn es Ihnen gut geht, als sich schwitzend im Fitnesscenter zu quälen. Letzteres machen nur sehr, sehr wenige Menschen. Sie gehören also zur absoluten Mehrheit und verschwenden eben nicht unnötig Energie. Für die meisten Menschen sind Sport und Bewegung mit Anstrengung, Nutzlosigkeit und vielleicht auch Schmerzen (ein Muskelkater am Tag danach tut auch weh) verbunden. Und das ist der Hauptgrund, warum wir nur dann etwas tun, wenn es wirklich brennt: Wir verbinden keine Freude und Leichtigkeit mit Bewegung. Das ist allerdings auch gleichzeitig der Schlüssel zum Überwinden des inneren Schweinhunds. Denn dieser tritt nur in Erscheinung, wenn er eine theoretische Chance hat, siegreich zu sein. Das mag jetzt vielleicht alles recht banal klingen, ist aber mittel- und langfristig der einzige Weg, um in eine regelmäßige und wohltuende Bewegungsroutine zu finden.

Den inneren Schweinehund überwinden

Der Schlüssel zum Erfolg ist die Freude. Dinge, die Spaß machen, fallen jedem leicht, sie werden daher auch nicht als Anstrengung empfunden. Somit besteht keine Hürde, und Regelmäßigkeit wird ein Wunsch, keine Last. Sie sollten sich aber auch nicht selbst belügen und sich selbst vortäuschen, dass Sie Sport gern machen. Das funktioniert nicht. Finden Sie eine Form von Bewegung, die für Sie zum einen leicht und zum anderen immer wieder in den Alltag integrierbar ist. Betrachten Sie sie nicht als Zusatzaufwand, sondern als Ergänzung.

Motivationstipps für Einsteiger

Zunächst einmal möchte ich Ihnen gratulieren! Denn den ersten, wichtigsten und schwierigsten Schritt haben Sie bereits geschafft. Sie haben dieses Buch erworben und für sich entschieden, etwas für Ihren Körper zu tun. Alles Weitere ist nur mehr die Kür und die Draufgabe auf Ihre gute Entscheidung! Und damit das auch funktioniert, finden Sie im Folgenden ein paar Tipps, die Ihnen helfen sollen, sich selbst ein wenig auszutricksen und zur Bewegung zu motivieren:

- Setzen Sie sich Ziele – aber kleine und realistische: »In den nächsten drei Tagen möchte ich jeweils drei Übungen machen« oder »Montag, Mittwoch und Freitag sind meine Tage für Bewegung«.
- Erzählen Sie von Ihrem Vorhaben: Geben Sie Menschen in Ihrer Umgebung, die Ihnen positiv gesonnen sind, Bescheid, was Sie jetzt vorhaben. Das unterstützt Sie in der Umsetzung.
- Suchen Sie sich direkte Unterstützung: Partner oder Freunde können helfen. Machen Sie die Übungen auch mal gemeinsam, vielleicht einmal in der Woche. Unterstützend kann auch eine (Online-)Live-Klasse wirken. Dagegen erscheinen die Übungen zu Hause dann als Bagatelle!
- Lieber kurz als gar nicht: Es gibt Tage, an denen es einfach schwerfällt. Das ist normal und menschlich. Machen Sie sich nichts vor! Machen Sie an diesen Tagen weniger, manchmal kommt dann die Lust auf mehr von selbst. Bereuen Sie nicht, sich wenig bewegt zu haben, sondern bereuen Sie nur, wenn Sie gar nichts gemacht haben.
- Tricksen Sie Ihren Verstand aus: Denken Sie nicht darüber nach, ob und wann und wie viel Sie sich bewegen sollten. Tun Sie es einfach und geben Sie diesen Gedanken null Raum. Die lenken Sie nur ab und stehen Ihrem Vorhaben im Weg.

Motivationstipps für Einsteiger (Fortsetzung)

- Step by step: Nicht von 0 auf 100 und nicht gleich an die Schmerzgrenze oder in irgendwelche Endpositionen hineinbiegen. Denken Sie immer daran: Weniger ist mehr! Steigern Sie langsam und genießen Sie kleine Fortschritte. Das ist der einzige Weg zur Regelmäßigkeit!
- Verbinden Sie Bewegung mit Freude: Verknüpfen Sie die Dinge, die Sie gern machen, mit den Übungen. Sie können Musik hören oder den Fernseher laufen lassen, was auch immer. Alles, was hilft, ist gut.
- Erlauben Sie es sich, sich selbst zu unterstützen. Sehen Sie sich Videos an. Es gibt zahlreiche Übungs- und Bewegungsvideos für den gesamten Körper auf meinem YouTube-Kanal. Es fällt immer leichter, wenn Ihnen jemand etwas zeigt oder ansagt. Nutzen Sie diese kostenfreien Angebote. Das ist der Segen unserer neuen Zeit. Und wenn Sie mir dann noch davon berichten, wie es Ihnen bei den Übungen ergangen ist, freue ich mich zusätzlich.

Dafür gibt es zwei Möglichkeiten: Entweder integrieren Sie die Bewegung gleich direkt in den Alltag. Das funktioniert mit den hier vorgestellten Übungen einfach und völlig unkompliziert. Sie können die Übungen im Büro zwischendurch machen, genauso gut aber auch zu Hause. Sie binden sie in Ihren Alltag ein wie das Zähneputzen, Duschen oder Kaffeetrinken. Die zweite Möglichkeit ist herausfordernder und effektiver gleichzeitig. Sie schaffen sich bewusst ein Zeitfenster und halten sich Zeit für Ihre Form der Bewegung frei. Ganz wichtig am Anfang ist, dass diese Zeit sehr überschaubar sein sollte, Sie also nicht von 0 auf 100 losstarten, sondern Ihre Ziele realistisch definieren. Nur dann schaffen Sie es, Erfolgserlebnisse zu haben und nicht gleich wieder aufzugeben. Ideal wäre da das Mini-Programm für sechs Tage in der Woche (siehe S. 136ff.).

Sie sitzen viel? Stehen Sie zwischendurch immer wieder auf und machen Sie eine Übung. Sie sehen abends gern fern? Kein Problem, machen Sie zwei Übungen dazu! Sie stehen oft im Stau? Prima, dann haben Sie ja Zeit, den Nacken zu lockern! Es gibt so viele Möglichkeiten, aber starten Sie mit Vorsätzen, die wenig oder keinen Widerstand erzeugen. Freuen Sie sich über jeden kleinen Erfolg und jede noch so kurze Übung. Zelebrieren Sie es!

KAPITEL 3

Kommen Sie in Bewegung!

Nun steigen Sie gleich ein in die Hauptregionen Rücken, Schultern und Nacken und die für Sie passenden Übungen, Trainingsprogramme und Abläufe. Sie werden sehen, dass in all diesen Regionen – und das trifft in weiterer Folge auf unseren gesamten Bewegungsapparat zu – in den meisten Fällen Überspannungen das Hauptproblem und gleichzeitig die Hauptursache für Beschwerden, Schmerzen und Einschränkungen sind. Deshalb müssen wir ausgleichen, und das bedeutet, dass wir die Spannung in den großen Muskel- und Faszienketten herunterregeln müssen – also den fast immer verkürzten Hüftbeuger dehnen und die Brust- sowie Schultermuskeln lang und flexibel machen. Erst wenn der Schmerz weniger wird oder beseitigt ist, können wir auch intensivere Kräftigungsübungen integrieren.

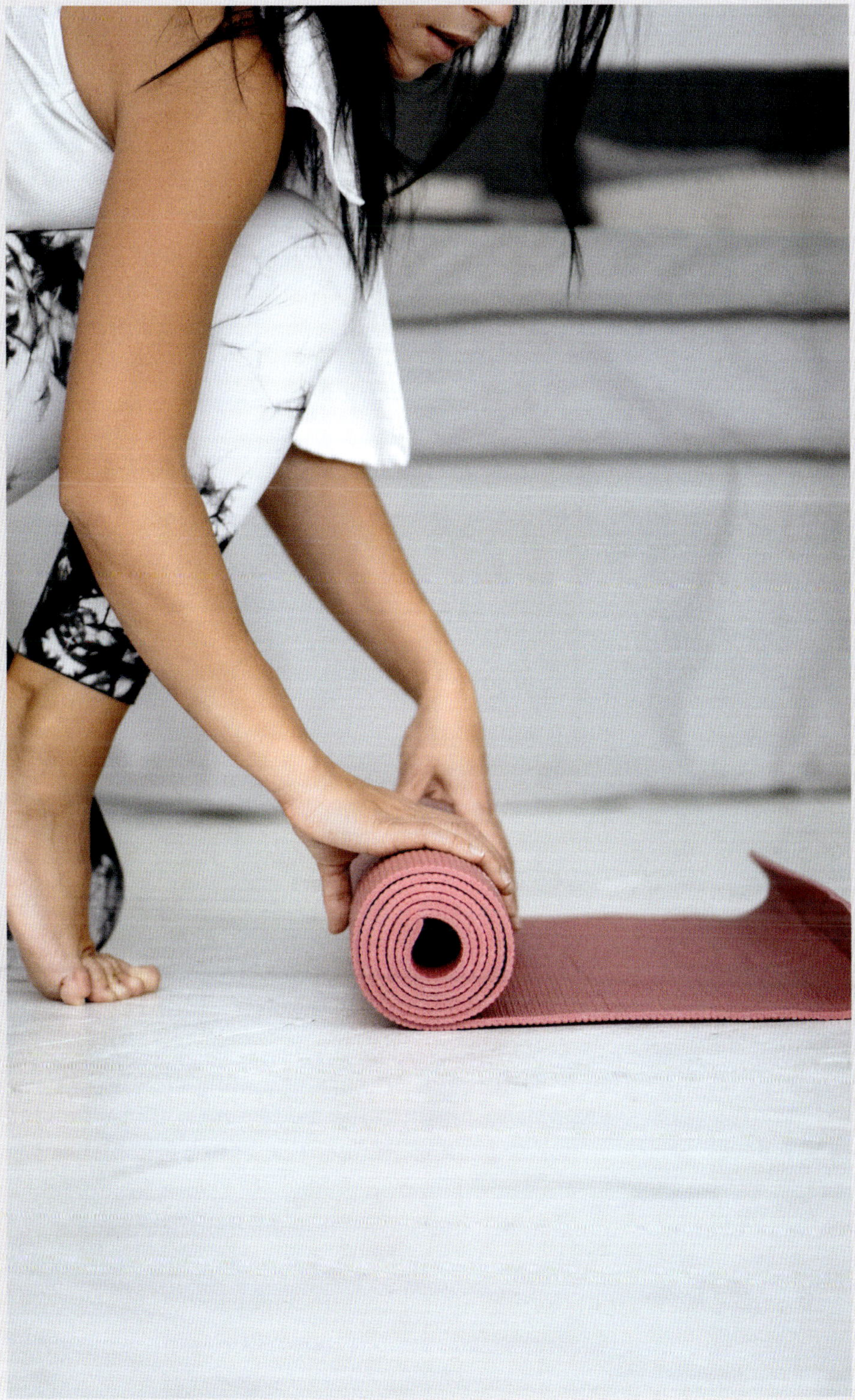

Grundsätzliches zu den Übungen

Einer der größten Irrtümer in der Behandlung ist das permanente Kräftigen von Regionen, die unter Schmerzen stehen. Stellen Sie sich vor, Sie finden ein Terrain vor, das unter permanenter Spannung steht, und erzeugen durch Kräftigen, also Anspannen, noch mehr Spannung. Die logische Folge ist: Der Schmerz wird nicht weniger, sondern mehr! Es gibt nur eine Möglichkeit, diese Fehlentwicklung zu stoppen und in eine positive Richtung zu lenken: durch Dehnen, Flexibilisieren und Mobilisieren der verspannten und verklebten Muskeln und Faszien. Denn im Fasziengewebe befinden sich sehr viele Schmerzrezeptoren, meist freie Nervenendigungen, die keine andere Funktion haben, als Schmerz auszulösen, vor allem dann, wenn das Gewebe nicht elastisch ist. Und das passiert, wenn es unter permanenter Spannung, Druck und Zug von allen Seiten steht. Es muss zwangsläufig verkleben und sich verdrehen, und der Anfang der negativen Schmerzspirale ist gemacht.

Die Auswahl der Übungen in den folgenden Kapiteln ist nicht zufällig, sondern geht auf meine über 20-jährige Erfahrung als Arzt, Sportmediziner und Yogatherapeut zurück. Tausende Patientinnen und Patienten, Hunderte Übungsprogramme, unzählige Abläufe und völlig verschiedene körperliche sowie anatomische Voraussetzungen bilden die Grundlage der aus meiner Sicht effektivsten und trotzdem relativ einfach auszuführenden Übungen und Bewegungsprogramme in diesem Buch.

Einer der größten Fehler beim Üben

Wenn man so viele verschiedene Menschen mit ihren unterschiedlichen physischen Voraussetzungen beim Ausüben von Bewegungen und Übungsprogrammen beobachtet, bekommt man mit der Zeit ein Gefühl für häufige Fehler und Irrtümer. Die meisten Menschen dehnen zu kurz – fünf oder zehn Sekunden, manchmal 20 Sekunden. Auch die moderne Faszienforschung zeigt auf, dass bei einer so kurzen Dauer kein nachhaltiger Effekt zu erwarten ist. Denn erst nach frühestens 30 Sekunden beginnen die Faszien, sich zu verformen, zu transformieren und elastischer zu werden. Deswegen

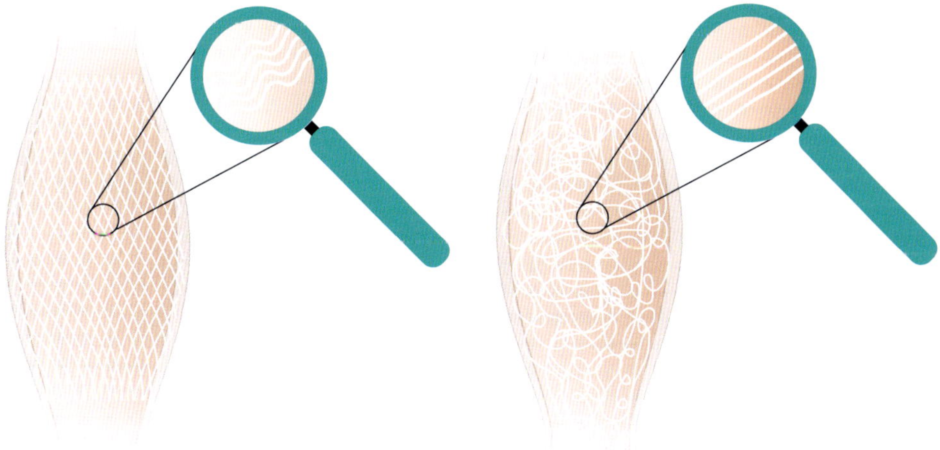

In den Bildern zeigt sich, wie sich das Fasziengewebe durch Bewegungsarmut oder erhöhte, unkontrollierte Spannung verändern kann. Aus seiner natürlichen scherengitterartigen Anordnung entwickelt sich eine Verklebung und Verfilzung, bei der die Elastizität des Bindegewebes sukzessive verloren geht. Gesunde Faszien, wie im Bild oben links, die in mehreren Schichten den gesamten Körper umgeben und auch unsere Muskeln und Organe auskleiden, haben die Qualität, durch ihr hohes Maß an Elastizität ihre Form bei Krafteinwirkungen kurzfristig verändern und anpassen zu können. Bei Wegfall dieser externen Spannungsimpulse können sie sich jedoch unverzüglich in ihre natürliche Ausgangsform zurückentwickeln. Oft werden Vergleiche mit Gummibändern oder Gummischlangen angestellt. Passiert diese Anpassung nicht, kommt es zu Verklebungen, Sprödigkeit und Verfilzungen, die die Grundlage für die Stimulation der Schmerzrezeptoren darstellen.

habe ich ganz bewusst die Dauer, die jede Position in der Dehnung gehalten werden sollte, mit mindestens 30 Sekunden angegeben. Nur dann kommen Sie in einen Bereich, in dem ein Fortschritt und Erfolg spürbar werden. Da wir alle unter Zeitknappheit leiden und auch die Notwendigkeit oft nicht besteht, stundenlange Programme auszuführen, ist die gesamte Dauer der einzelnen Übungsprogramme in diesem Buch überschaubar und sollte von jedem leicht in den Alltag integriert werden können.

Die Übungsintensität

Die Übungsintensität hängt vom Schmerz ab, und zwar nicht vom eigentlichen Schmerz, sondern vom Dehnungsschmerz. Oft sind mehrere Muskeln, Faszienketten und Regionen betroffen, die auf den ersten Blick vielleicht nicht kausal mit dem eigentlichen Schmerz in Verbindung gebracht werden. Denken wir an die obere Rücken- und Schultermuskulatur, die bis nach oben in den Nacken zieht.

Was ist nun ein Dehnungsschmerz? Dieser Begriff ist im Grunde etwas unglücklich gewählt, mittlerweile aber so weitverbreitet, dass er auch in diesem Buch Erwähnung finden soll. Der Dehnungsschmerz ist kein richtiger Schmerz, sondern mehr ein Dehnungsgefühl. Bin ich bisher in meinem Leben noch nicht per du mit Bewegung und Training geworden, kann ich dieses Dehnungsgefühl leicht mit einem Schmerz verwechseln. Der deutliche Unterschied jedoch ist, dass ein Dehnungsschmerz ein noch angenehmes Empfinden ist, das vor allem nach Beendigung der Übung ein Gefühl der Erleichterung bringt. Der Dehnungsschmerz sollte nach Ausführen der Übung nicht mehr spürbar sein. Wir benötigen dieses Gefühl aber, um effektiv zu üben und Muskeln, Sehnen sowie Faszien dahingehend zu stimulieren, dass ein Reparaturmechanismus auf physiologischer Ebene eingeleitet wird und eine Entspannung in diesen Bereichen erfolgen kann.

Ist dieser sogenannte Dehnungsschmerz nicht mehr angenehm oder haben Sie das Gefühl, dass es irgendein anderer Schmerz, welcher Art auch immer, ist, stoppen Sie die Übung. Es gibt eine Reihe von anderen Schmerzen, darunter neuropathische, stechende, einschießende, entzündliche Schmerzen, die wir unter keinen Umständen im Training auslösen wollen! Dann suchen Sie bitte umgehend den Arzt oder die Ärztin Ihres Vertrauens auf.

Dauer der Übungen und Zeiteinteilung

Sie brauchen wirklich nicht viel Zeit, das kann ich Ihnen versprechen! Am Ende des Buchs finden Sie das Mini-Programm für jeden Tag (siehe

S. 136ff.). 10 bis 15 Minuten pro Tag reichen vollkommen aus, um nachhaltige Effekte auslösen zu können und eine gesunde und wirkungsvolle Übungsroutine zu etablieren. Mit der Zeit werden Sie sicherlich Freude daran finden! Und oft reichen zu Beginn auch Bewegungseinheiten dreimal pro Woche. Denn hier gilt eindeutig das Motto: Weniger ist mehr! Regelmäßigkeit ist Trumpf, nicht das einmalige Besteigen des Mount Everest ist das große Ziel, sondern dranbleiben und weitermachen.

Kräftigen oder dehnen – was ist besser?

An dieser Frage scheiden sich die Geister, hier prallt Dogma auf Dogma. Sollten wir bei den Übungen lieber dehnen oder kräftigen? Was ist besser: Mobilität oder Stabilität? Eines jedenfalls steht fest: Die Fragen können nicht pauschal beantwortet werden.

Und das ist auch gut so! Denn jeder Mensch mit seinen individuellen körperlichen und anatomischen Voraussetzungen ist einzigartig. Jede Situation ist speziell und muss an den Bedürfnissen der Patientin oder des Patienten ausgerichtet werden. Es macht einen immensen Unterschied, ob ich präventiv ein auf mich zugeschnittenes Übungsprogramm erhalte oder unter Schmerzen leide und eine Einschränkung in meiner Beweglichkeit aufweise. Es macht einen massiven Unterschied, ob ich 25 Jahre alt bin und eine Stunde Power-Yoga völlig beschwerdefrei absolviere oder mit 75 Jahren nach vielleicht zwei Operationen an Hüfte und Knien den Weg in die Schmerzfreiheit zurück suche. Ich gebe zu, dass die gerade genannten Beispiele zwei Extreme sind – beides ist jedoch aus dem Alltag und dem Leben der Menschen gegriffen.

Was also tun? Kräftigen oder dehnen? Ein gesunder Körper oder Bewegungsapparat existiert dann, wenn wir eine gewisse Balance von Mobilität und Stabilität in den wichtigsten Regionen und Gelenken besitzen. Aus funktioneller Sicht kommt den Muskeln, Faszien und Gelenken eine große Bedeutung zu. Logischerweise gibt es viele verschiedene Einflüsse und Bestandteile, bis in die kleinste Zelle hinein, die sich für unser Wohlbefinden verantwortlich zeigen. Meine Aufgabe ist es, Ihnen als jemand, der sich mit Bewegung auf vielen verschiedenen Ebenen beschäftigt, aufzuzeigen, womit wir hauptsächlich bei Beschwerden des Bewegungsapparates zu tun haben. Ein Spruch unter den Medizinern lautet: »Häufig ist häufig, und selten ist selten.« Denken wir also zuerst an die häufigen Gründe und schließen diese aus, bevor wir uns mit den seltenen Ursachen befassen, die ohnehin für ausgewiesene Spezialexperten reserviert sind. Und das bedeutet für den Rücken, für die Schultern und für den Nacken, dass wir verstehen müssen, welche Bewegung wann sinnvoll ist.

Erst dehnen, dann kräftigen

Haben Sie Schmerzen, die nicht auf ein Entzündungsgeschehen zurückzuführen sind oder keine organische Ursache wie beispielsweise Osteoporose, einen Tumor oder eine Spinalkanalstenose haben, sollten Sie primär Dehnungs- und Mobilisationsübungen ausführen. Warum? Weil Schmerzen wie bereits erwähnt aufgrund funktioneller Ursachen immer mit erhöhter Spannung zu tun haben. Das Muskelgewebe ist verhärtet, das Fasziengewebe ist verklebt und verdreht. Die Schmerzrezeptoren werden aufgrund dessen stärker aktiviert. Schonhaltungen werden eingenommen und erzeugen mittelfristig Fehlhaltungen. Und dabei nimmt die negative Spirale unweigerlich ihren Lauf.

Kräftigen bedeutet anspannen. Ein Muskel kann kontrahiert oder gedehnt werden, also angespannt oder entspannt. Dazu ein kleines Experiment: Verschränken Sie Ihre Finger ineinander und erzeugen einen festen Gegendruck. Sie können die Hände nicht mehr voneinander lösen. Das ist ein ähnliches Prinzip wie bei der Kontraktion der Muskulatur. Ist etwas angespannt und erzeuge ich noch mehr Spannung, wird in den meisten Fällen der Schmerz langfristig verstärkt – was natürlich völlig kontraproduktiv ist. Erst wenn das Muskelgewebe aufgelockert und das Fasziengewebe wieder elastisch ist, kann der Schmerz reduziert werden. Deswegen sollte bei funktionellen Beschwerden und Einschränkungen primär gedehnt und mobilisiert werden.

Das Wichtigste noch einmal in Kürze

- Meist sind es funktionelle Ursachen, die zu Schmerzen und Einschränkungen führen – diese können wir sehr gut mit Übungen beeinflussen.
- Häufig ist das Grundproblem, dass zu viel Spannung in Muskeln und Faszien vorhanden ist.
- Bei Schmerzen primär dehnen und mobilisieren, also Spannung lösen!
- Mindestens 30 Sekunden dehnen mit einem angenehmen Dehnungsschmerz – alle anderen Schmerzen sollten in Übungen NICHT vorkommen!
- Kräftigen sollten wir nur mit einem bestimmten Ziel oder bei Schmerzfreiheit.
- 10 bis 15 Minuten pro Tag und dreimal in der Woche üben sind für den Anfang optimal.
- Eine gesunde Balance von Mobilität und Stabilität ist die beste Voraussetzung für Schmerzfreiheit.

Heißt das nun, dass gar nicht oder nie mehr gekräftigt werden darf? Ich glaube, meine Antwort kennen Sie bereits. Da ich weder dogmatisch noch missionarisch unterwegs bin, sondern eher pragmatisch argumentiere und individuelle Lösungen bevorzuge, sind Kräftigungsübungen nicht kategorisch auszuschließen. Jedoch sollte eine Verbesserung der Schmerzen bereits vorhanden sein. Langfristig sind Kraft und Stabilität ein unersetzlicher Parameter zur körperlichen Gesundheit und Schmerzfreiheit. Deswegen finden Sie in meinen Übungen weiter hinten sowie in den einzelnen Programmen auch immer wieder Kräftigungsübungen. Mit welcher Übung Sie welches Ziel erreichen, ob es also eine Übung zum Kräftigen, zum Dehnen oder für beides ist, erkennen Sie an der jeweiligen Kennzeichnung mit einem **K**, einem **D** oder einem **K+D**.

Allgemein gilt: Lösen Bewegungen oder Übungen Schmerzen aus, ist dies ein Stoppsignal! Die große Ausnahme ist der sogenannte Dehnungsschmerz, diesen benötigen wir immer wieder, um Effektivität in der Dehnung und Mobilisierung erlangen zu können.

Wärme als Behandlungswunderwaffe? Ein Mythos!

In der Werbung wimmelt es nur so von Wärmepflastern, überall wird die Zufuhr von erhöhter Temperatur an den chronisch beleidigten Stellen des Körpers angepriesen. Tagtäglich wird uns vermittelt, dies sei die beste Therapieoption bei Beschwerden nahezu aller Art. Aber sehen wir uns diese Hypothese einmal genauer an.

Wärme dehnt Gewebe aus, und da sehr viele Schmerzrezeptoren im Bindegewebe, also im Fasziengewebe, stecken, werden diese nicht mehr so stark aktiviert, da das Gewebe an Elastizität gewinnt. Der Haken an der Sache ist jedoch, dass sich das Gewebe naturgemäß wieder zusammenziehen muss, wenn die Wärme nicht mehr appliziert wird. Und das noch stärker als zuvor. Dies hat zur Folge, dass sich Verklebungen und Verdrehungen im Fasziengewebe noch mehr verstärken – ein mittel- und langfristig kontraproduktiver Effekt. Bei klassischen Verspannungs- und »Faszienverklebungsbeschwerden« ist Wärme kurzzeitig und akut eine wohltuende Intervention, auf Dauer jedoch kann man keine Besserungen erwarten. Im Gegenteil: Meist verschlechtert sich die Symptomatik, da das Problem nicht an der Wurzel gepackt wird und die Verspannungen als funktioneller Ausgangspunkt der Beschwerden weiterhin präsent sind.

Ist Wärme deshalb also immer schlecht? Nein, natürlich nicht! In Akutsituationen ist sie sehr hilfreich. Die meisten Fälle sind aber chronisch, hier halten die Beschwerden über mehrere Wochen oder Monate an. Darum haben Sie persönlich ja wahrscheinlich auch zum Buch gegriffen. Akute Beschwerden, die nicht chronifizieren, vergehen nach ein paar Tagen. Auch bei schmerzfreien Einschränkungen in der Gelenkbeweglichkeit hilft Wärme oft wunderbar, da sie die Beweglichkeit im Gelenkspiel verbessern kann. Das funktioniert deswegen so gut, weil hier keine muskulären oder faszialen Verspannungen, Verdrehungen oder Verklebungen hauptursächlich für die Beschwerden sind.

Wissenschaftlich gut gestützt

All das wird durch die Theorie und die mittlerweile ausgedehnte wissenschaftliche Studienlage zum Thema Faszien untermauert. Wobei der Begriff »Faszien« nicht ganz korrekt ist: Eigentlich müssten wir singulär von »der Faszie« sprechen, da wir fasziale, also bindegewebige Strukturen nicht eindeutig voneinander abgrenzen können und sich das Fasziennetz wie eine dreidimensionale Silhouette durch den gesamten Körper zieht, bis hinein in die kleinste Zelle. Somit ist es auch leichter verständlich, dass andere Strukturen häufig ebenfalls beteiligt sein können, wenn Probleme im Fasziengewebe auftreten.

Im Fasziengewebe befinden sich neben unzähligen Schmerzrezeptoren auch sogenannte Propriozeptoren. Sie sind die Wahrnehmungsfühler des Körpers und geben an, wo im Raum wir uns mit unserem Körper befinden – ein wichtiger Parameter für Balance, Stabilität und Wahrnehmungsgefühl für unseren Bewegungsapparat.

Betrachten Sie Schmerzen, auch chronische Schmerzen, nicht immer als Einbahnstraße und grausamen Schicksalsschlag, auch wenn einem oft danach zumute ist. Der Schmerz, um den es hier in diesem Buch geht, ist meist ein Hilfeschrei des Körpers oder ein Warnsignal bzw. Stoppschild, um nicht größeren Schaden zu erleiden. Sind es funktionelle Ursachen, die den Schmerz auslösen, haben Sie mit Übungen, gezielter Bewegung und konservativen Therapien (Schmerztherapie, Physiotherapie etc.) sehr gute Chancen, diese in den Griff zu bekommen. Gibt es organische Ursachen, dann können Ihnen Fachärzte und Fachärztinnen weiterhelfen. Am Ende des Tages gibt es immer einen Weg!

DER RÜCKEN

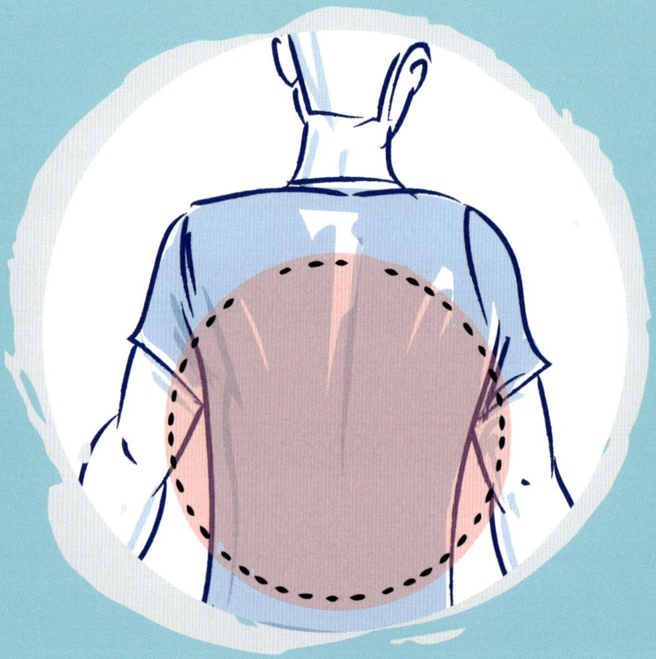

Jeder kennt Rückenschmerzen. Über 95 Prozent aller Menschen haben mindestens schon einmal Rückenbeschwerden gehabt, etwa Verspannungen im unteren Rücken oder einen Hexenschuss. Rückenschmerzen sind zweifelsohne das Volksleiden Nummer eins, jede fünfte Krankschreibung in Deutschland geht darauf zurück. Früher hat man sich bei Rückenschmerzen geschont, das ist schon lange nicht mehr die Therapie der Wahl. Denn wie heißt es so schön? Wer rastet, der rostet.

Warum schmerzt der Rücken?

Vor nicht allzu langer Zeit also empfahlen viele Ärzte ihren Patientinnen und Patienten, sich zu schonen. Das entspricht manchmal auch dem Bedürfnis der Patienten, denn es ist sehr bequem. Wer will sich schon bewegen, wenn alles wehtut? Schonen, Nichtstun und Bettruhe helfen bei Rückenschmerzen jedoch keineswegs. Die Schmerzen werden sich mittelfristig sogar verstärken, weil der Körper steif wird, Muskeln und Faszien nicht stimuliert werden und der Körper auch an Substanz verliert. Hinzu kommt, dass sich der Fokus noch mehr auf die Schmerzen richtet. Bewegung ist Trumpf und die beste Therapie sowie ideale Prävention.

Mindestens einmal im Jahr suchen rund 25 Prozent aller Menschen wegen Beschwerden im Bereich des Rückens einen Arzt oder eine Ärztin auf. Bei der überwiegenden Mehrheit dieser Fälle handelt es sich nicht um organische oder strukturelle Ursachen wie z. B. Bandscheibenvorfälle, Osteoporose, Tumore, Wirbelgeiten, Spinalkanalstenosen oder Rheuma, sondern um rein funktionelle Ursachen für lästige akute oder chronische Rückenschmerzen. In vielen Fällen verschwinden die Beschwerden in einer bis zwei Wochen, manchmal halten sie aber auch mehrere Wochen oder gar Monate an. Von chronischen Schmerzen in dieser Region sind etwa 20 Prozent der Bevölkerung betroffen, Frauen häufiger als Männer. Halten die Beschwerden über einen Monat an, spricht die Medizin von chronischen Beschwerden. Was dies volkswirtschaftlich bedeutet, lässt sich hier leicht erahnen. Dabei sind die Kosten für Behandlungen nur ein Teil, ein anderer Teil sind die langen Ausfallzeiten im Beruf.

Wollen wir dieses riesengroße Problem ernsthaft und nachhaltig am Schopf packen, müssen wir funktionelle Beschwerden an ihrer Ursache behandeln. Funktionelle Ursachen für Rückenschmerzen sind daran zu erkennen, dass wir nichts erkennen können. Auf einem Röntgen- oder MRT-Bild lassen sich keine Veränderungen diagnostizieren, die zu den Symptomen und Beschwerden der Betroffenen passen. Das bedeutet, dass in der überwiegenden Mehrheit der Fälle muskuläre und fasziale Spannungen, Verklebungen und Einschränkungen die Hauptursache darstellen.

Das Kreuz mit dem Kreuz

Es ist wirklich ein Kreuz mit dem Kreuz. Wenn nun bei über 80 Prozent aller Rückenschmerzen funktionelle Ursachen zum Tragen kommen, dann ist dies aber auch eine sehr gute Nachricht. Denn muskuläre und fasziale Ursachen lassen sich nun einmal viel einfacher behandeln als organische Ursachen z. B. in Gelenken oder Bandscheiben. Damit rücken die Übungen und Bewegungsprogramme in diesem Buch noch mehr in den Vordergrund und bieten einen großen Mehrwert für die körperliche Gesundheit. Lumbalgie, wie Rückenschmerzen in der Medizin genannt werden, sind in dem Sinn keine eigenständige Krankheit, sondern nur ein Hinweis darauf, dass das Zusammenspiel von Knochen, Gelenken, Muskeln, Knorpeln, Bändern, Wirbeln und Bandscheiben in irgendeiner Form und an irgendeiner Stelle beeinträchtigt ist.

Interessanterweise entstehen diese Störungen oft durch Mangel an Bewegung. Wenn wir Muskeln und Faszien nicht regelmäßig und intelligent stimulieren, verkümmern sie, schwächen ab oder verkürzen. Unser mittlerweile weitgehend sitzender Alltag trägt sein Übriges dazu bei. Ungewohnte oder einseitige Belastungen, wiederholt ausgeführte und monotone Abläufe und Arbeitspositionen führen mittel- und langfristig zu Verhärtungen und Verspannungen im Rücken.

Den Druck rausnehmen

Die gute Nachricht jedoch ist, dass gerade bei diesen Beschwerden einfache Übungen und Bewegungen bereits sehr große Abhilfe schaffen können. Denn nur so lassen sich Verspannungen und Asymmetrien im Körper wieder regulieren. Sobald dies passiert, wird weniger Druck auf Wirbel und Bandscheiben ausgeübt, die Muskeln sind besser gedehnt und das Fasziengewebe wird wieder elastisch. Dadurch werden weit weniger Schmerzrezeptoren aktiviert, was umgehend eine positive Kaskade auslöst und die Patientin oder den Patienten in die Schmerzfreiheit zurückführt. Denn wenn weniger oder kein Schmerz da ist, ist es natürlich viel einfacher und motivierender, Bewegungen und Übungen auszuführen. Sind funktionelle Ursachen der Hauptgrund von Beschwerden, ist ein Röntgen- oder MRT-Bild oft nicht zwingend notwendig. Denn gerade bei Menschen im mittleren oder fortgeschrittenen Alter sind logischerweise Abnormitäten und Abnutzungserscheinungen sichtbar. In den meisten Fällen lassen sich diese jedoch nicht mit den Schmerzen in Zusammenhang bringen. Ein erfahrener Arzt kann durch klinische Untersuchungen und Tests funktionelle Ursachen relativ einfach feststellen.

Bevor ich Sie zu den effektivsten und besten Rückenübungen einlade, möchte ich Ihnen noch ein paar klassische Diagnosen von strukturellen Beschwerden vorstellen, Ihnen erklären, warum die Aufrichtung des Oberkörpers so wichtig ist, und einen Rückentest präsentieren, mit dem Sie Ihren aktuellen Status unkompliziert beurteilen können.

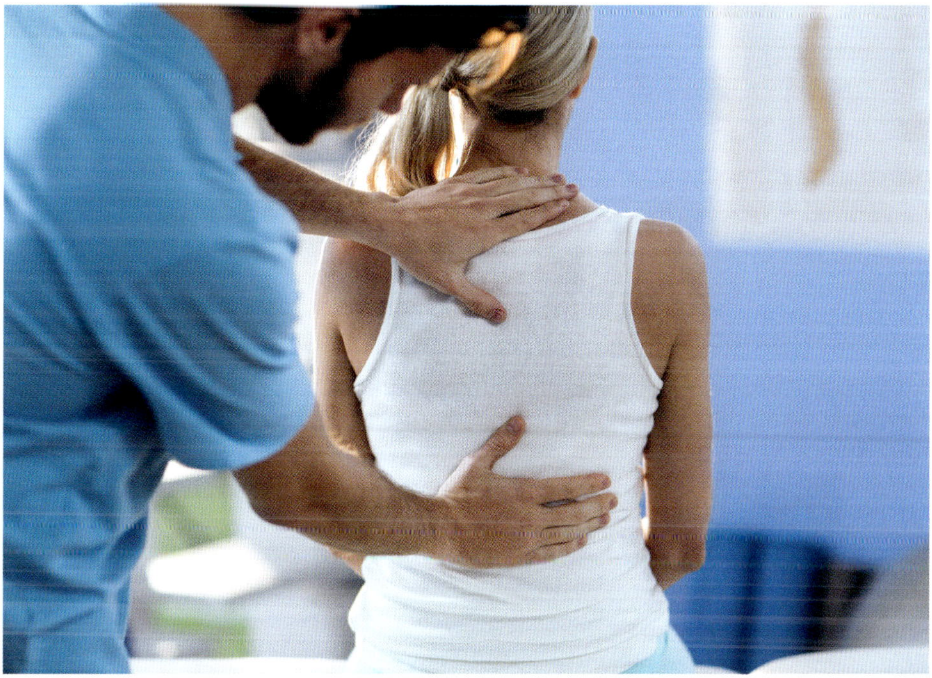

Ein erfahrener Arzt kann durch eine Untersuchung relativ leicht feststellen, ob den Beschwerden des Hilfesuchenden eine organische oder funktionelle Ursache zugrunde liegt. Bei Letzterer helfen bildgebende Verfahren oft nicht weiter.

Ischias - wirklich schuld an allem?

In diesem Unterkapitel geht es um ein Thema, das sehr häufig als Ursache für Schmerzen im Rücken und in den Beinen genannt wird: der berühmte Ischias, der einem einschießt. Aber wenn wir uns die Anatomie ganz genau ansehen, erkennen wir, dass der Ischiasnerv aus der unteren Lendenwirbelsäule austritt und an der Rückseite der Beine entlang nach unten zieht. Er ist der dickste Nerv des menschlichen Körpers und teilt sich ungefähr auf Höhe der Knie in zwei Äste. Er versorgt die Muskeln im Bein und kann unterschiedliche Symptome bei Druckbelastung hervorrufen, beispielsweise plötzlich einschießende Schmerzen, ein Kribbeln oder auch ein Taubheitsgefühl. Damit ist der Ischiasnerv genauso ein Nerv wie jeder andere auch.

Oft wird davon berichtet oder man liest, dass der Ischias bereits im Bereich der Wirbelsäule komprimiert wird. Meiner persönlichen Erfahrung nach kommt es zwar sehr häufig zu dieser Komprimierung, jedoch nicht ganz oben, sondern erst im Verlauf des Nervs, meist genau dort, wo der Schmerz einschießt. Dies wäre auch logisch, denn warum soll es oben zu einem Problem kommen, das sich dann plötzlich 30 Zentimeter weiter unten als Schmerz manifestiert?

Ein weiterer Hinweis darauf ist, dass die Entspannung der verspannten Muskulatur im Gesäß und auf der Beinrückseite, nämlich genau dort, wo der Nerv verläuft, in den allermeisten Fällen zu einer deutlichen Linderung und Besserung der Beschwerden führt. Aber überzeugen Sie sich selbst, wenn Sie dieses Problem haben, und starten Sie mit der Übung.

D Gesäßmuskel dehnen

Da der Ischias unter anderem auch am Gesäßmuskel vorbeiläuft, ist dort ein sehr guter Ansatzpunkt, um Spannung rund um diesen Nerv zu lösen.

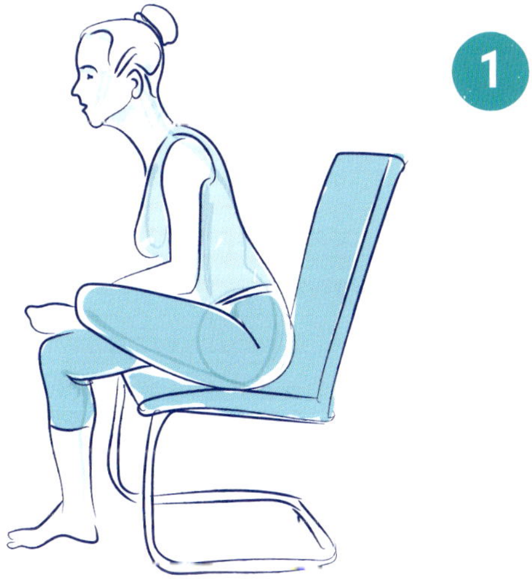

Legen Sie im Sitzen den Fuß der betroffenen Seite über das andere Bein, der Knöchel sollte dabei nicht auf dem Bein aufliegen (1). Zeigt das Knie der betroffenen Seite zu sehr nach oben, können Sie den Fuß des unteren Beins weiter nach vorn bringen. So geht es einfacher (2).

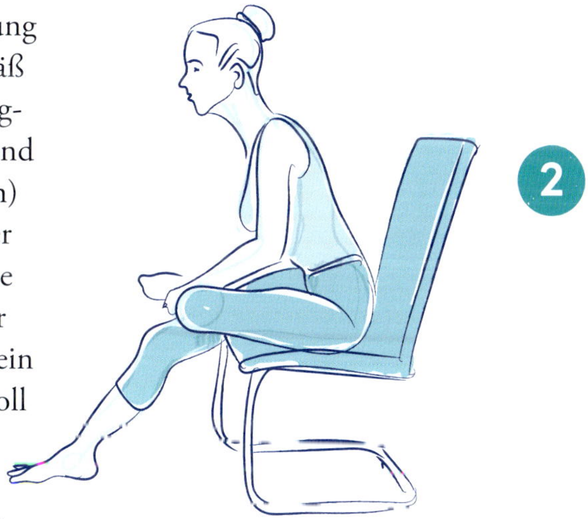

Nur wenn der Oberkörper aufrecht ist und bleibt, ist diese Übung effektiv, da die Dehnung im Gesäß deutlich spürbar wird. Wenn möglich, kommen Sie nun langsam und schrittweise (ca. alle 10 Sekunden) mit aufrechter Wirbelsäule immer mehr nach vorn. Das verstärkt die Dehnung. Es sollte ein deutlicher Dehnungsschmerz spürbar sein, ein einschießender Nervenschmerz soll nicht provoziert werden.

Halten Sie die Position insgesamt 60 bis 90 Sekunden bei schrittweisem Tiefergehen.

ISG - Modediagnose oder Damoklesschwert?

Wenn wir von Schmerzen im unteren Rücken sprechen, werden diese sehr häufig einfach einem Gelenk zugeordnet, das für alles verantwortlich sein soll. Das ist fast noch bequemer als Sitzen … Das Iliosakralgelenk (ISG) oder Kreuz-Darmbein-Gelenk stellt die Verbindung von Wirbelsäule und Becken dar und ist für ein Gelenk relativ bewegungsarm.

Im Fall des Iliosakralgelenks ist das Zuschieben der Verantwortung besonders interessant, da sich in unmittelbarer anatomischer Nachbarschaft keine Muskeln befinden, sondern primär Bandstrukturen. Das ISG ist ein sehr rigides Gelenk, das nur wenig Bewegungsspielraum hat und wie erwähnt die Wirbelsäule mit dem Becken verbindet. Es kann dort zu Entzündungen kommen, das Gelenk kann arthrotische Veränderungen aufweisen und es kann auch einseitig fehlbelastet werden.

Viele sprechen auch von einem möglicherweise blockierten ISG. Wirklich beweisen kann das niemand. Wenn es erleichternd knackt, ist es dann wirklich das ISG, das deblockiert, oder wenige Zentimeter entfernt eine gelöste Blockade in der Lendenwirbelsäule? Auch Faszienverklebungen können Plopp-Geräusche erzeugen. Am Ende des Tages ranken sich sehr viele Mythen um dieses eine Gelenk, dem so viel an Schuld und Schmerz zugeschoben wird. Meiner Meinung nach wäre es zu einfach, sich auf eine einzelne Struktur zu verlassen, zumal Behandlungen dort auch nicht immer den großen Erfolg bringen. Da das ISG sowohl Stabilität als auch Mobilität braucht, sind hier sowohl Übungen zum Dehnen als auch Übungen zum Kräftigen angezeigt.

D Übung 1: Das ISG mobilisieren

Greifen Sie in Rückenlage mit der gegenüberliegenden Hand zur Außenseite des Knies. Achten Sie darauf, dass das Knie nicht mehr als 90 Grad gebeugt ist, also nicht zu weit nach vorn kommt, sonst hebt sich der untere Rücken zu sehr vom Boden ab. Der andere Arm ist seitlich ausgestreckt (1). Bringen Sie nun, während Sie ausatmen, das gebeugte Bein über das gestreckte, wobei das Becken ruhig vom Boden abheben kann und soll. Wenn es im Nacken beschwerdefrei geht, drehen Sie dabei den Kopf zur Gegenseite (2). Mit der Einatmung kommen Sie dann wieder in die Ausgangsposition zurück.

Wiederholen Sie die Übung langsam 12-mal auf einer Seite, dann 12-mal auf der anderen Seite.

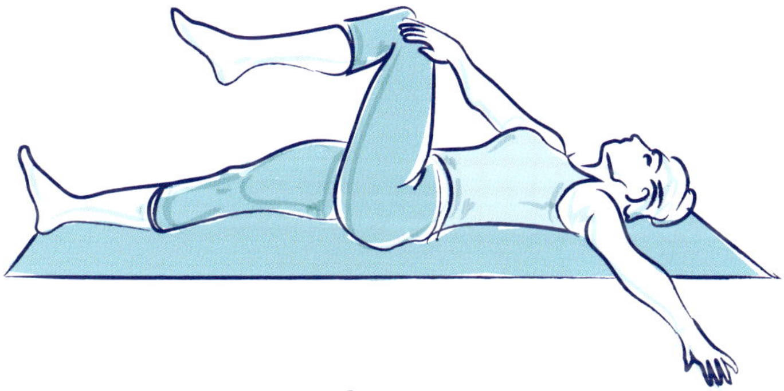

1

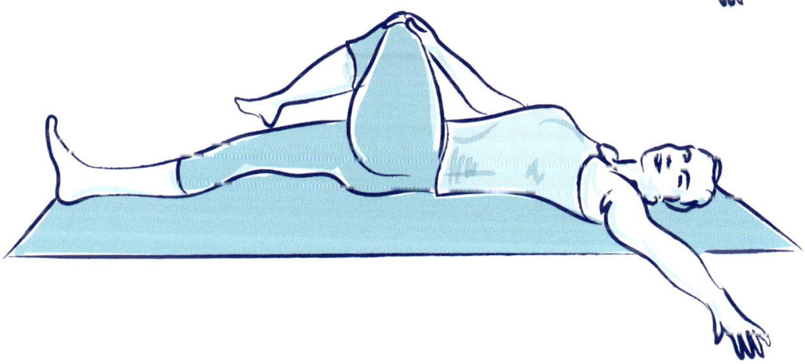

2

K Übung 2: Das ISG stabilisieren

1

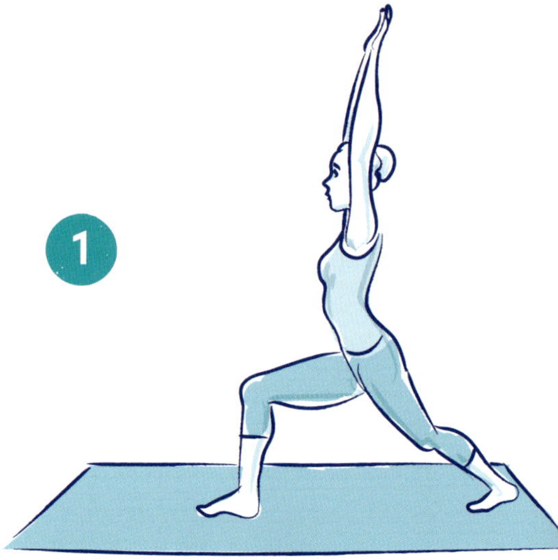

Sie machen einen großen Ausfallschritt, wobei das vordere Bein gebeugt ist. Der hintere Fuß ist gerade, sodass die Ferse bei gestrecktem Bein nicht den Boden berührt. Sie strecken beim Einatmen die Arme nach oben (1).

2

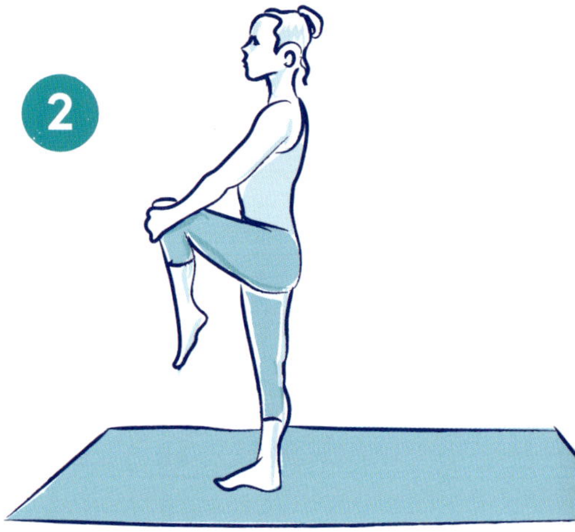

Beim Ausatmen kommen Sie mit dem hinteren Bein stabil, aber mit etwas Schwung nach vorn und greifen zum gebeugten Knie (2).

Wiederholen Sie die Übung langsam 12-mal auf einer Seite, dann 12-mal auf der anderen Seite.

Die Bandscheibe – seltener ein Problem, als wir glauben

Noch vor 10 bis 20 Jahren wurden für Schmerzen im unteren Rücken und in den Beinen sehr häufig die Bandscheiben verantwortlich gemacht. Schnell und oft wurden vermeintliche Bandscheibenvorfälle operiert, Wirbel und Gelenke versteift und der Bandscheibenvorfall (Prolaps) wurde zum Schreckgespenst vieler Patientinnen und Patienten mit Rückenschmerzen. Doch haben Rückenschmerzen ausgesprochen selten etwas mit den Bandscheiben zu tun. Die Beschwerden eines Bandscheibenschadens zeigen sich klassischerweise im Nervenverlauf, also in Beinen und Armen. Und auch dort sind es nicht immer Schmerzen. Sogenannte Parästhesien, also Missempfindungen wie Kribbeln, Taubheitsgefühl bis hin zu Lähmungserscheinungen, charakterisieren das Bild eines Bandscheibenvorfalls. Zudem muss der in der Region auf dem MRT-Bild gesichtete Vorfall auch zu dem anatomischen Verlauf des Nervs passen. All das passiert viel seltener, als man gemeinhin glauben würde.

Zusätzlich haben Bandscheibenvorfälle großes Potenzial, sich zurückzubilden. Die Mehrzahl der Prolapse baut sich von allein wieder ab. Dabei helfen Enzyme, die vorstehenden Teile der Bandscheiben wieder zurücktreten zu lassen. Dieser Prozess kann einige Wochen oder Monate dauern, aber in rund 80 Prozent der Fälle helfen moderate Bewegung und Übungen, manchmal gepaart mit einer individuellen Schmerztherapie, die Beschwerden deutlich zu lindern. Leider werden noch immer viel zu viele Rückenoperationen durchgeführt, die eigentlich durch eine konservative (= operationslose) Behandlung ersetzt werden könnten. Würde man von jedem Menschen ein MRT im unteren Rücken machen, würde man bei den meisten sehr viele Pathologien feststellen, auch Bandscheibenvorfälle. Nur erzeugen all diese Funde und Befunde oft gar keine Symptome. Es muss immer das röntgenologische Bild mit dem klinischen Bild der Beschwerden und Symptome korrelieren. Und schlafende Riesen sollte man nicht wecken.

In diesen Fällen müssen Sie zum Arzt

- Sie haben Schmerzen, die in Arme oder Beine ausstrahlen und die trotz Bewegungsübungen und eventuell Schmerzmitteln nach ein paar Tagen nicht besser werden.
- Zusätzlich haben Sie Fieber oder andere Symptome.
- Sie haben starke Rücken- und Beinschmerzen.
- Sie haben Lähmungserscheinungen und spüren Ihr Bein oder die Zehen nicht mehr.
- Sie haben keine Kontrolle über Blase und Darm
- Sie haben Empfindungsstörungen an den Extremitäten, z. B. ein Kribbeln oder ein Taubheitsgefühl.

Mit zunehmendem Alter weniger elastisch

Die Bandscheiben bestehen aus einem harten Faserring außen und aus einem gallertartigen, weichen Kern innen, der die Belastungen der Wirbelsäule wie ein Stoßdämpfer abfedert. Dabei verlieren die Bandscheiben allerdings an Flüssigkeit, jedoch saugen sie sich in Ruhe wieder voll. Somit ist das permanente Wechselspiel von Druck und Entlastung notwendig, damit sich die Bandscheiben »ernähren« können und Bewegung erfolgen kann. Schon wieder ein Grund, Übungen zu machen und nicht den ganzen Tag im Sitzen zu verbringen.

Mit zunehmendem Alter baut der Körper leider ab, dieser Prozess trifft uns alle. Wenn Patientinnen und Patienten mit bestimmten Beschwerden in meine Arztpraxis kommen, sagen sie manchmal, es ist das Alter, das schuld sei. Meist entgegne ich ihnen dann aber, dass ich viele 80- oder 90-Jährige kenne, die keine Rückenschmerzen haben, und einige junge Menschen, die welche haben. Schmerzen und Beschwerden allein auf das Alter zu schieben, ist weder richtig noch sinnvoll. Fakt ist jedoch, dass der Wassergehalt der Bandscheiben mit fortschreitendem Alter abnimmt und dass damit auch die Elastizität verloren geht.

Höchst individuelle Symptomatik

Der Bandscheibenvorfall ist ja eigentlich ein »Hinterfall«, da sich die Bandscheibe in den Nervenkanal nach hinten wölbt und die Nervenwurzel komprimiert. Interessanterweise haben Bandscheiben so gut wie keine Schmerzrezeptoren. Das bedeutet, dass die Bandscheibe selbst nicht schmerzempfindlich ist. Erst der Druck auf eine mit Schmerzrezeptoren ausgestattete umgebende Struktur erzeugt die typischerweise ausstrahlenden Beschwerden. Und da Nozizeptoren, also Schmerzrezeptoren, aus unterschiedlichen Schmerzfasern bestehen, aus schnellen und langsamen, dicken und dünnen, können auch unterschiedliche Signale gesendet werden und damit verschiedene Beschwerden auftreten. Deswegen verläuft auch die klinische Symptomatik bei Bandscheibenpatienten nicht nach einem Standardrezept,

So üben Sie mit Bandscheibenbeschwerden

- Vorbeugen sollten nicht Hauptbestandteil Ihrer Übungspraxis sein.
- Wenn Sie Vorbeugen ausüben, beugen Sie dabei immer die Knie, lieber mehr als weniger – das nimmt den Druck aus dem unteren Rücken heraus.
- Hinten kräftigen und vorn dehnen – das ist der Leitsatz für Ihren Bewegungsapparat!
- Achten Sie darauf, nicht in ein übermäßiges Hohlkreuz zu sinken.
- Integrieren Sie stets eine Übung für den Hüftbeuger, dieser ist bei Bandscheibenbeschwerden fast immer verkürzt. Ist er hingegen gut gedehnt, entlastet er die Lendenwirbelsäule und damit die Bandscheiben.
- Machen Sie abwechslungsreiche Bewegungen und sitzen Sie nicht den ganzen Tag.
- Vermeiden Sie in Übungen intensive Rotationen.

sondern höchst individuell. Auch bei der Bandscheibenvorwölbung (Protrusion), bei der Bandscheibenmaterial noch nicht ausgetreten ist, kann die Bandscheibe auf eine Struktur drücken, die viele Schmerzrezeptoren besitzt. Das ist meist das hintere Längsband in der Wirbelsäule, und es kommt beim Vorbeugen zur Symptomatik. Denn da drückt die Bandscheibe im unteren Rücken nach hinten.

Somit ist es für unsere Übungen von enormer Bedeutung, die Rückseite des Körpers primär zu stabilisieren und zu kraftigen und die Vorderseite »aufzu machen«, also zu dehnen und in eine Aufrichtung zurückzubringen, damit die Bandscheiben wieder Platz zwischen den Wirbelkörpern finden und nicht mehr auf umgebende Strukturen drücken.

K+D Übung 1: Hinten stark, vorn gedehnt 1

Bringen Sie die Finger ineinander und strecken Sie die Arme nach oben. Die Handinnenflächen zeigen dabei nach oben. Beugen Sie sich nun leicht nach hinten. Es sollte kein übermäßiges Hohlkreuz im unteren Rücken entstehen. Auf der Körperrückseite wird nun gekräftigt, auf der Körpervorderseite gedehnt.

Halten Sie die Position für 30 bis 60 Sekunden. Bei Schmerzen im unteren Rücken verringern Sie die Intensität.

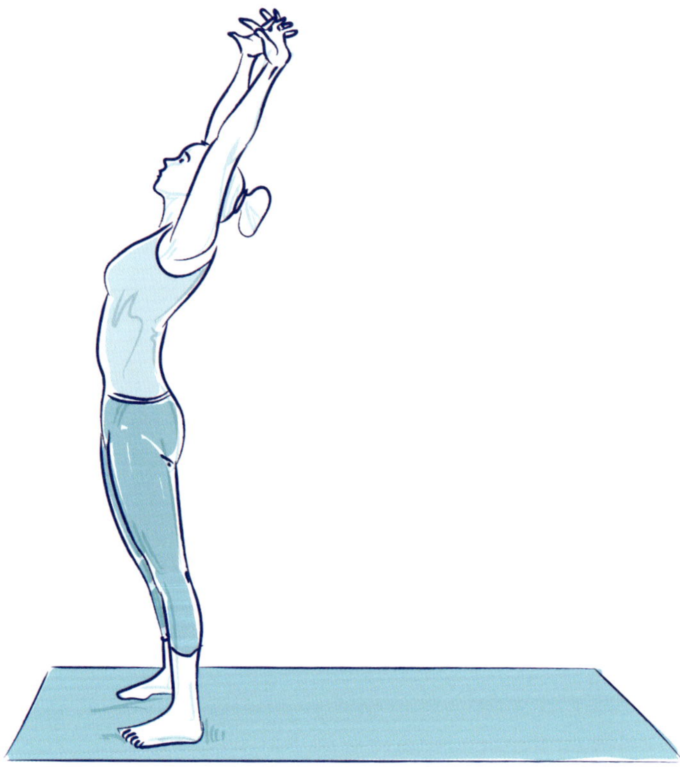

D Übung 2: Hüftbeuger dehnen 1

Stellen Sie ein Bein auf, unter das Knie des anderen Beins können Sie bei Bedarf eine weiche Unterlage legen. Bringen Sie die Hände hinter den Kopf und achten Sie dabei auf einen stets aufrechten Oberkörper. Verlagern Sie Ihr Gewicht nun leicht nach vorn, ohne dabei die Aufrichtung zu verlieren. Machen Sie keinen Rundrücken und kontrollieren Sie Ihre Haltung wenn möglich in einem Spiegel. Nun sollte eine Dehnung im Hüftbeuger an der Vorderseite des hinteren Beins spürbar sein.

Halten Sie die Position für 30 Sekunden pro Seite.

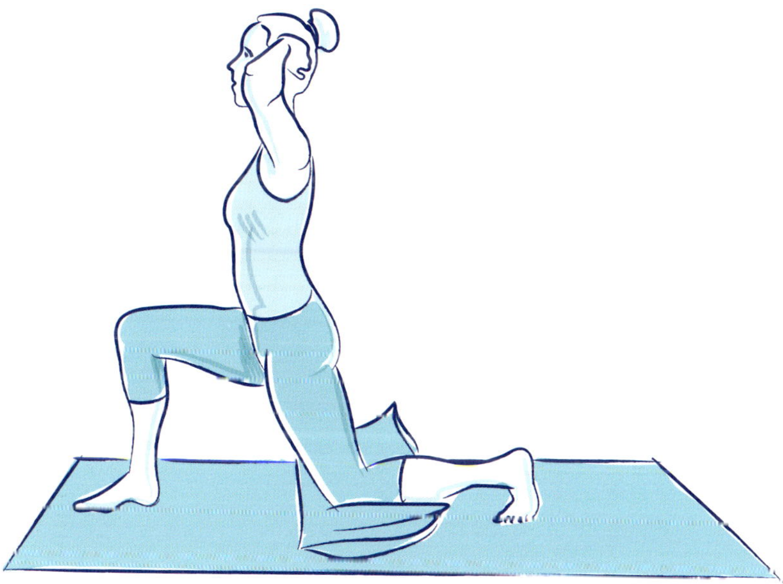

K Übung 3: Dynamische Kniebeuge

Strecken Sie beim Einatmen die Arme nach oben und machen Sie eine leichte Rückbeuge (1). Beim Ausatmen beugen Sie die Knie und bringen die Hände auf die Oberschenkel (2). Achten Sie auf die parallele Ausrichtung der Füße und Knie (kein Knicken!) sowie die Aufrichtung im Oberkörper (kein Hohlkreuz!).

Wiederholen Sie die Übung langsam 12-mal. Am Ende halten Sie die Kniebeuge für 10 bis 20 Sekunden.

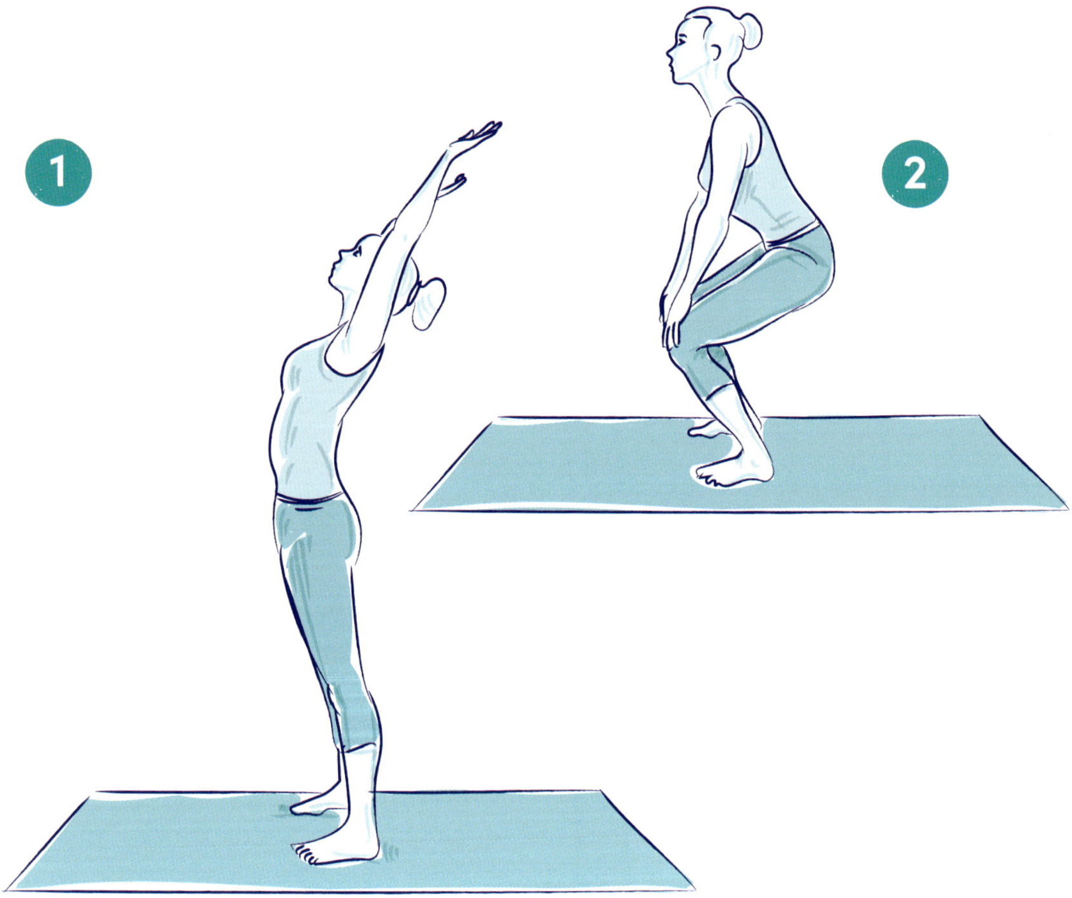

Hohlkreuz vermeiden

Sie sind ein »Hohlkreuz-Typ«, d. h., Sie neigen zum starken Einsinken im unteren Rücken und damit zu einem übermäßigen Hohlkreuz? Das passiert Ihnen in vielen Übungen oder auch manchmal im Alltag? So korrigieren Sie Ihr übermäßiges Hohlkreuz:

Legen Sie im aufrechten Stand eine Hand hinter sich auf den unteren Rücken. Nun drücken Sie mit dem unteren Rücken dagegen, sodass sich dieser aus dem übermäßigen Hohlkreuz nach hinten bewegt. Gern können Sie das vor einem Spiegel machen.

Vielen fällt es schwer, diese Bewegung anzusteuern. Stellen Sie sich dann vor, dass Sie das Schambein vorn nach oben ziehen (dabei hilft es, den Bauchnabel nach innen zu ziehen) und das Kreuzbein hinten im unteren Rücken nach unten bewegen. So kippen Sie das Becken, und der untere Rücken wird »gerader« und stabiler. Auch hier können Sie sich vor dem Spiegel oder mit Auflegen einer Hand am Schambein und einer Hand am Kreuzbein helfen, um die Bewegung leichter anzusteuern.

In einer Übung wie z. B. der Kniebeuge (siehe S. 64) machen Sie das Gleiche. Vor einem Spiegel korrigieren Sie mithilfe der Hände und mit Bewegen des Beckens die ungünstige Position des übermäßigen Hohlkreuzes und kommen so in eine kräftige und stabile Ausrichtung der Lendenwirbelsäule.

Hexenschuss (akute Lumbalgie)

Die neueste Faszienforschung vermeldet, dass eine wohl erst kürzlich entdeckte Lumbalfaszienschicht mit größter Wahrscheinlichkeit die Hauptursache für den klassischen Hexenschuss ist. Der Hexenschuss bezeichnet einen akut und plötzlich ausgelösten Kreuzschmerz, meist hervorgerufen durch eine ungünstige Bewegung, etwa beim Bücken, Heben und/oder Drehen. Sehr häufig wird diese Bewegung schnell und ruckartig ausgeführt, ein abrupter Schmerz fährt ein. Dadurch wird die Beweglichkeit in der Lendenwirbelsäule eingeschränkt, oft ist ein normales Stehen oder Gehen ohne Schmerz nicht mehr möglich. In vielen Fällen bildet sich der Hexenschuss nach einigen Tagen wieder selbstständig zurück.

Folgen wir nun der Hypothese nach den neuesten Erkenntnissen der Faszienexperten, dann kommt es hier zu einer starken Verdrehung und Verwringung im Bindegewebe, wodurch die Schmerzrezeptoren gereizt werden. Aus eigener Erfahrung kann ich Ihnen sagen, dass eine manuelle Faszienbehandlung in ausnahmslos allen Fällen bisher große Dienste geleistet hat; je früher die Patientinnen und Patienten nach dem einschießenden Ereignis zur Behandlung kommen, desto schneller lassen sich die Beschwerden behandeln. Ich kann mich noch sehr lebhaft an einen Patienten erinnern, der schmerzgeplagt und gebückt zu mir in die Praxis kam. Da er bereits eine Stunde nach Einsetzen der Beschwerden gekommen war, konnte er nach einer intensiven Faszienbehandlung völlig schmerzfrei und aufrechten Ganges wieder aus der Arztpraxis hinausspazieren. Gerade für die im Warteraum Sitzenden war diese »Wunderheilung« ein besonderes Aha-Erlebnis!

Übungen helfen bei einem Hexenschuss kaum, da die Beweglichkeit meist sehr eingeschränkt ist und sich der Schmerz zu prominent präsentiert. Allerdings ist Vorbeugen wichtig, vor allem wenn es immer wieder zu akuten Rückenschmerzen kommt; hierfür eignen sich insbesondere Übungen, die den unteren Rücken stabilisieren.

Warum die Aufrichtung im Oberkörper so wichtig ist

Ein Blick auf unsere Wirbelsäule lässt erkennen, dass wir es nicht mit einem geraden und unbeweglichen Stab zu tun haben, sondern, im Profil betrachtet, mit einer Doppel-S-Kurve, die in der Hals- und Lendenwirbelsäule eine typische Lordose (Krümmung nach vorn) und in der Brustwirbelsäule sowie im Kreuzbein eine typische Kyphose (Krümmung nach hinten) aufweist.

Das hat die Natur intelligenterweise auch völlig richtig eingerichtet, um die Beweglichkeit des Körpers zu garantieren und eine Stützfunktion sowie eine Dämpfung, durch die Bandscheiben, anbieten zu können. Damit ist das Gehen und Laufen sowie das Sitzen und Bewegen in möglichst vielen Bewegungsrichtungen möglich.

Der »gerade« Rücken – eigentlich ein aufrechter Oberkörper

Vor diesem Hintergrund lässt sich der oft beschworene »gerade Rücken« infrage stellen. Denn ein echter gerader Rücken würde bedeuten, dass die wichtigen gegeneinanderverlaufenden Kurven der Lordose und Kyphose nicht genutzt werden können. Das würde aber des Weiteren bedeuten, dass Bewegung nur eingeschränkt möglich wäre. Stellen Sie sich vor, Sie möchten sich nach vorn oder hinten beugen, im Auto über die Schulter nach hinten blicken, Kleidung anziehen, sich duschen und vieles mehr. Wir benötigen ein großes Ausmaß an Bewegung und Flexibilität in unserem BEWEGUNGSapparat, um uns fortBEWEGEN zu können.

Ein »gerader Rücken«, wie er häufig in der Fitnessszene propagiert wird, ist daher ungünstig. Und meist ist damit eigentlich auch ein aufrechter Oberkörper gemeint. Denn ein »gerader Rücken« wäre dann wohl eher ein Flachrücken, der nur wenig Spiel in den Wirbelkörpergelenken und anderen wichtigen Regionen hat. Dort sollte in einem solchen Fall der Fokus dann auf mehr Dehnung und Beweglichkeit in Muskeln, Faszien und Gelenken gelegt werden. Trotz Krümmungen, oder gerade deswegen, ist die Aufrichtung in der gesamten Wirbelsäule essenziell, um Bewegungen schmerzfrei und zielführend einsetzen zu können.

Die Folgen einer schlechten Haltung

Wenn wir uns zwischendurch nicht immer wieder im Oberkörper aufrichten, dann:

- verstärken sich die Krümmungen der Wirbelsäule,
- werden weitverbreitete Fehlhaltungsmuster wie beispielsweise ein Rundrücken, ein gestauchter Nacken und ein übermäßiges Hohlkreuz deutlich verstärkt,
- können wir den gesamten Bewegungsumfang in den Hauptgelenken nicht mehr in vollem Ausmaß einsetzen,
- werden Muskeln und Faszien nicht zielführend stimuliert und teilweise »abgeschaltet«,
- flacht unsere Atmung ab (denken Sie an einen starken Rundrücken und die dadurch limitierte Kapazität zum Einatmen).

Die Vorteile einer aufrechten Haltung

Wenn wir uns hingegen statt »zusammenzusacken« immer wieder im Oberkörper aufrichten, dann:

- können wir den vollen Bewegungsumfang unserer Gelenke besser und auf lange Sicht schmerzfrei nutzen,
- haben wir nur ein sehr geringes Risiko, klassische Fehlhaltungsmuster zu etablieren,
- kommen wir immer wieder in das positive Wechselspiel von Kraft und Stabilität einerseits und Beweglichkeit sowie geschmeidiger Muskulatur andererseits,
- fühlen wir uns auch psychisch und emotional besser, da wir »aufrechter« durchs Leben gehen,
- können wir freier, tiefer und besser atmen.

Beispiel aus der Praxis
Mit Übungen zur Schmerzfreiheit zurückfinden

Wie Millionen anderer Menschen leidet auch Alexander O. an chronischen Rückenschmerzen. Ein Bandscheibenvorfall vor zehn Jahren war der Höhepunkt seiner Beschwerden. Damals bewahrten ihn Übungen vor einer Operation – doch er weiß, dass er dranbleiben muss, um zukünftige Beschwerden zu vermeiden.

Seine sitzende Tätigkeit führte dazu, dass er immer mehr Schmerzen im unteren Rücken bekam. Ausgleichende Bewegung war aufgrund des stressigen Alltags kaum möglich, als Teamleiter stand er unter Dauerdruck. Dann erlitt der damals 43-Jährige plötzlich einen einschießenden Schmerz im Bein, konnte nicht mehr gehen, der Fuß war taub. Er war ratlos; Schmerzmittel halfen nicht, Infiltrationen nur kurzzeitig.

Die Diagnose war niederschmetternd: ein Bandscheibenvorfall L5/S1. Eine Operation schien immer alternativloser. »Das Wichtigste ist, den Rücken einmal zu entlasten. Ganz sanfte Übungen zu Beginn«, riet ich ihm. Dies machte er zweimal am Tag, und bereits nach wenigen Tagen ließen die Schmerzen nach. Nach anfänglicher medikamentöser Schmerztherapie konnte Alexander O. schon nach drei Tagen alle Schmerzmittel weglassen und hatte bereits schmerzfreie Phasen.

Dies motivierte den 43-Jährigen sehr, er erkundigte sich bei mir nach weiteren Übungen. »Nun können wir etwas steigern und auch sanfte kräftigende Übungen für die Rückseite und intensivere Dehnungsübungen für die Körpervorderseite dazunehmen.« Nach weniger als zwei Wochen waren die Schmerzen noch mehr abgeklungen, auch in den Fuß ausstrahlende Beschwerden gab es nicht mehr. Doch Alexander O. wollte mehr. Wenig später begann er mit langsamem und kurzem Jogging, wodurch er an Gewicht verlor.

Heute ist der Bandscheibenvorfall vergessen, doch der Rücken meldet sich immer wieder. Da Alexander O. weiterhin einer sitzenden Tätigkeit nachgeht, macht er vorbeugend seine Übungen, um den Schmerz erst gar nicht wieder aufkommen zu lassen.

Testen Sie Ihre Rückenbeweglichkeit

Stellen Sie sich aufrecht hin und strecken Sie die Arme nach oben. Beugen Sie sich dann so weit wie möglich nach hinten, ohne dabei Arme und Knie anzuwinkeln. Wenn Sie einen Schmerz verspüren, brechen Sie ab. Beide Arme sollten hinter die Ohren kommen und dort bleiben. Die Ellbogen sollten gestreckt bleiben, die Schulterblätter sollten hinter eine gedachte, von den Fersen gerade nach oben führende Linie kommen und der Beckenknochen vor die Linie der Zehen.

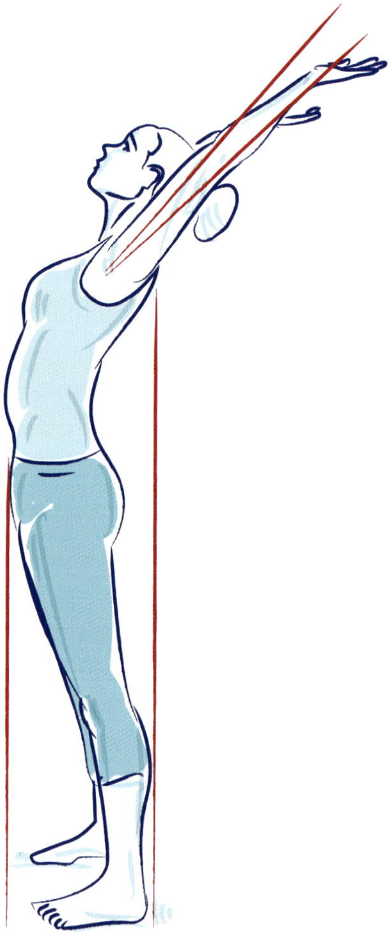

Punktevergabe

Beide Arme kommen hinter die Ohren UND bleiben dort **1 Punkt**

Beide Ellbogen bleiben gestreckt **1 Punkt**

Die Schulterblätter kommen hinter die Fersenlinie **1 Punkt**

Die Beckenknochen kommen vor die Zehenlinie **1 Punkt**

Sie verspüren keine Schmerzen **1 Punkt**

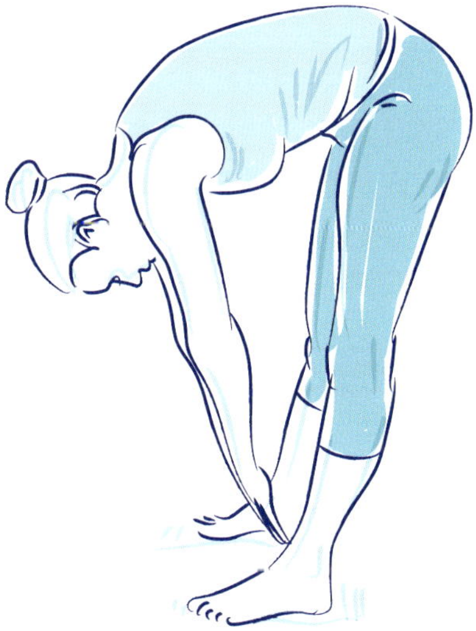

Stellen Sie sich aufrecht hin, die Beine sind hüftbreit geöffnet. Beugen Sie sich nun mit gestreckten Knien so weit wie möglich nach vorn. Wenn Sie einen Schmerz verspüren, brechen Sie ab. Die Knie müssen gestreckt bleiben. Sobald die Knie gebeugt werden, ist das Ende der Vorbeuge erreicht und das Ergebnis einzutragen.

Punktevergabe

Ich greife zum Boden **5 Punkte**
Ich greife zu den Füßen **4 Punkte**
Ich greife zu den Knöcheln **3 Punkte**
Ich greife zu den Schienbeinen **2 Punkte**
Ich greife zu den Knien oder oberhalb davon **1 Punkt**
Ich verspüre einen Schmerz **0 Punkte**

Auswertung

9–10 Punkte: sehr gute Rückenbeweglichkeit
7–8 Punkte: gute Rückenbeweglichkeit
4–6 Punkte: eingeschränkte Rückenbeweglichkeit
0–3 Punkte: stark eingeschränkte Rückenbeweglichkeit
Abbruch wegen Schmerzen: Suchen Sie unbedingt einen Arzt zur weiteren Abklärung auf!

Übungsempfehlungen

Nun haben Sie Ihre Rückenbeweglichkeit getestet und vielleicht sogar ein überraschendes Ergebnis erhalten. Seien Sie aber ehrlich zu sich selbst in der Bewertung, denn jedes Ergebnis ist in Ordnung und lässt Sie dort starten, wo Sie sich im Moment befinden.

Ist Ihre Rückenbeweglichkeit stark eingeschränkt (0–3 Punkte), ist das kein Beinbruch. Es sollte Sie jedoch dazu inspirieren, mit einfachen und wenig aufwendigen Übungen möglichen Problemen vorzubeugen. Starten Sie gleich weiter unten mit den Übungen 1, 3 und 8 und steigern Sie die Anzahl der Übungen dann wöchentlich. Dazwischen können Sie gern immer wieder den Test zur Rückenbeweglichkeit durchführen, um Ihren Erfolg zu beobachten. Aber seien Sie geduldig: Schrittweises Steigern und Regelmäßigkeit sind die Wunderwaffen!

Ist Ihre Rückenbeweglichkeit eingeschränkt (4–6 Punkte), absolvieren Sie die Übungen 1, 2, 3, 5, 6 und 8 aus dem folgenden Rückenprogramm und steigern die Anzahl der Übungen wöchentlich. Zwischendurch können Sie gern immer wieder den Test zur Rückenbeweglichkeit durchführen, um Ihren Erfolg zu beobachten. Aber seien Sie geduldig: Schrittweises Steigern und Regelmäßigkeit sind die Wunderwaffen!

Haben Sie eine gute (7–8 Punkte) oder sehr gute (9–10 Punkte) Rückenbeweglichkeit, gratuliere ich Ihnen zu diesem Erfolg! Das Ergebnis ist jedoch kein Freibrief, in die Bewegungsarmut zu verfallen, und schon gar keine Garantie, dass es bei Ihnen nie zu Problemen im Rücken kommen kann. Doch im Moment haben Sie gute Voraussetzungen und können das gesamte Rückenprogramm auf den folgenden Seiten präventiv durchüben!

Praktische Übungen bei Beschwerden im unteren Rücken

Nun geht es an die Übungen! Ich habe für Sie ein spezielles Übungsprogramm ausgewählt, das Sie sich tagesindividuell selbst zusammenstellen können, so, wie es Ihre Zeit und Motivation erlauben. Dabei ist Regelmäßigkeit Trumpf! Es müssen nicht jeden Tag alle Übungen gemacht werden, manchmal reichen auch zwei bis drei Übungen. Die Konsequenz und Kontinuität sind ausschlaggebend.

Für den unteren Rücken ist es primär wichtig, dass wir Stabilität erreichen. Viele Menschen sinken in ein übermäßiges Hohlkreuz, weil die Muskulatur zu schwach und der Hüftbeuger, meist durch langes Sitzen, verkürzt ist. Ein gutes Rückenprogramm integriert immer beides: Dehnung und Kräftigung!

Haben Sie starke Schmerzen im unteren Rücken, empfehle ich Ihnen, auf die Kräftigungsübungen vorerst zu verzichten. Meist sind mit Schmerzen hohe Spannungen im Muskel- und Fasziengewebe verbunden. Kräftige ich nun in diese Region hinein, wird die Spannung logischerweise weiter erhöht. In den Faszien sitzen viele Schmerzrezeptoren, die häufig einfach nur Schmerzen auslösen, wenn das Gewebe nicht elastisch ist. Daher wäre eine weitere Kräftigung fatal und kontraproduktiv. Haben Sie starke Schmerzen, sollten Sie sich unbedingt vorerst auf die Mobilisations- und Dehnungsübungen aus diesem Programm fokussieren. Lassen Sie sich dabei nicht davon irritieren, dass einige Übungen beides beinhalten, Kräftigung und Dehnung. Oft benötigen wir auf der Gegenseite Anspannung, um die Dehnung zuzulassen. Ich wünsche Ihnen viel Freude und Erfolg beim Üben!

K+D Übung 1: Hinten stark, vorn gedehnt 2

Stellen Sie sich aufrecht hin, die Füße sind hüftbreit auseinander. Strecken Sie die Arme im 45-Grad-Winkel nach oben und seitlich aus. Machen Sie dabei eine leichte Rückbeuge, ohne in ein übermäßiges Hohlkreuz zu sinken. Der Kopf kann leicht gehoben werden. Ziehen Sie die Fingerspitzen maximal auseinander (1 und 2). So erreichen Sie auf der Körpervorderseite Dehnung und auf der Rückseite Kräftigung und Stabilität.

Halten Sie die Position für 30 bis 60 Sekunden. Bei Schmerzen im unteren Rücken verringern Sie die Intensität.

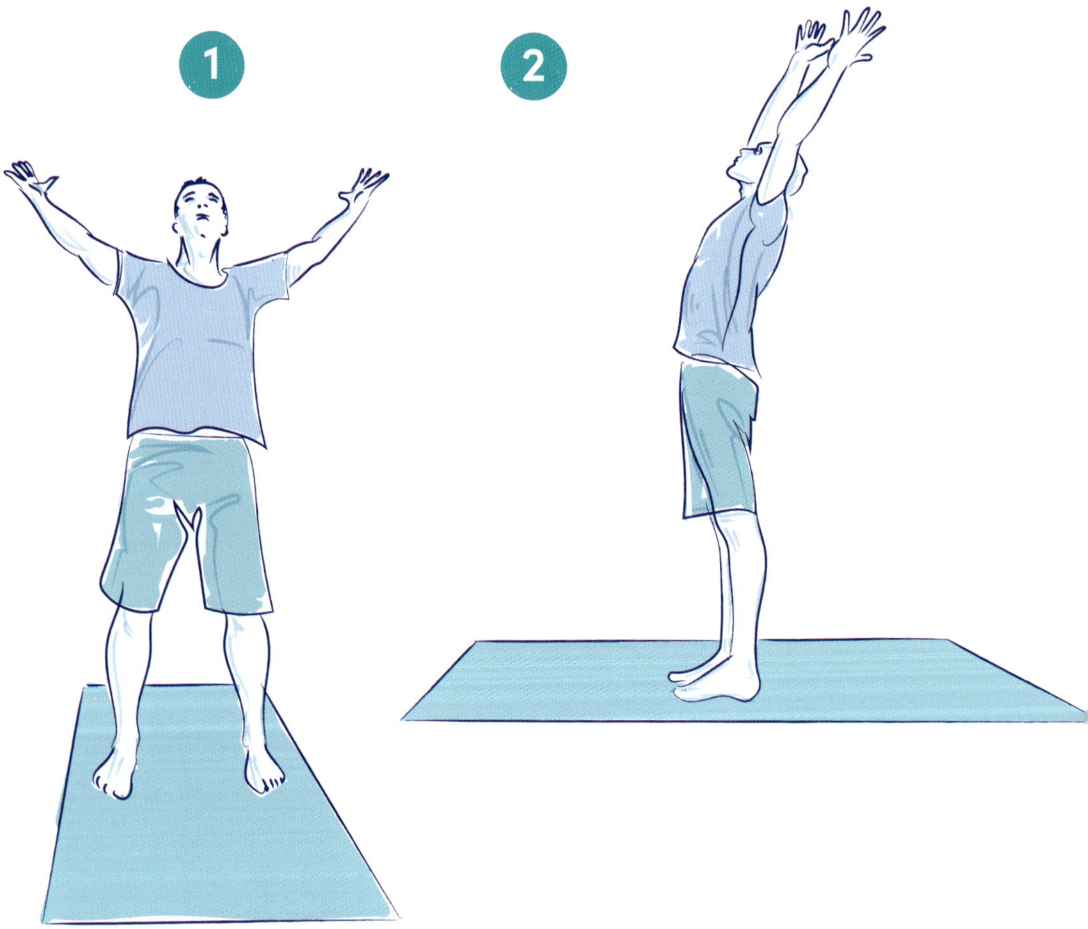

D Übung 2: Seitbeuge 1

Stellen Sie sich aufrecht hin, die Füße sind hüftbreit auseinander. Strecken Sie die Arme schulterbreit nach oben (1) und beugen Sie sich ausatmend zu einer Seite (2). Mit dem Einatmen kommen Sie zur Mitte zurück und richten sich wieder auf, so gut es geht (1). Ausatmend beugen Sie sich zur anderen Seite (3). Die Arme bleiben die ganze Zeit möglichst gestreckt.

Wiederholen Sie die Übung langsam abwechselnd 12-mal pro Seite.

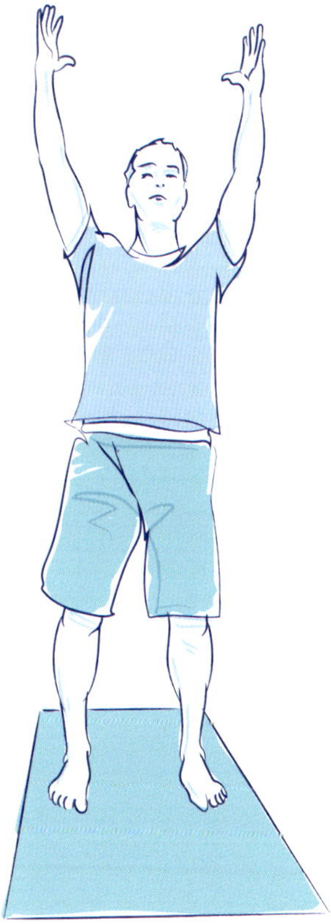

1

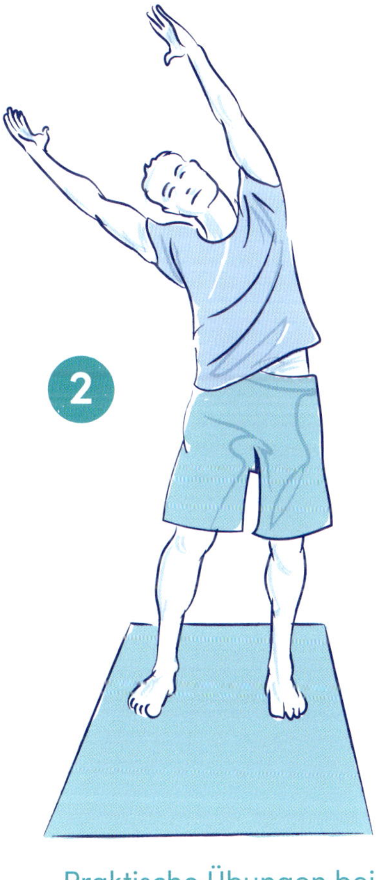

2

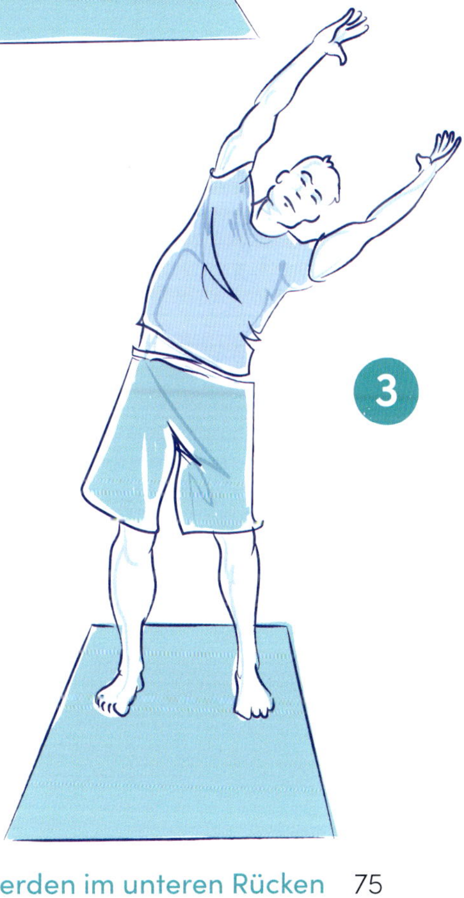

3

K+D Übung 3: Strecken und Beugen im Stehen

Stellen Sie sich aufrecht hin, die Füße sind hüftbreit auseinander. Strecken Sie die Arme schulterbreit nach oben und machen Sie eine leichte Rückbeuge (1). Kommen Sie dann mit leicht gebeugten Knien so weit es geht langsam nach vorn runter, während Sie ausatmen. Greifen Sie dabei zu den Beinen oder, wenn Sie sehr beweglich sind, zum Boden (2). Kommen Sie einatmend wieder langsam zurück nach oben und strecken Sie die Arme. Führen Sie diese Mobilisationsübung für die Wirbelsäule langsam und in der Vorbeuge mit stets leicht gebeugten Beinen aus.

Wiederholen Sie die Übung langsam 8- bis 10-mal.

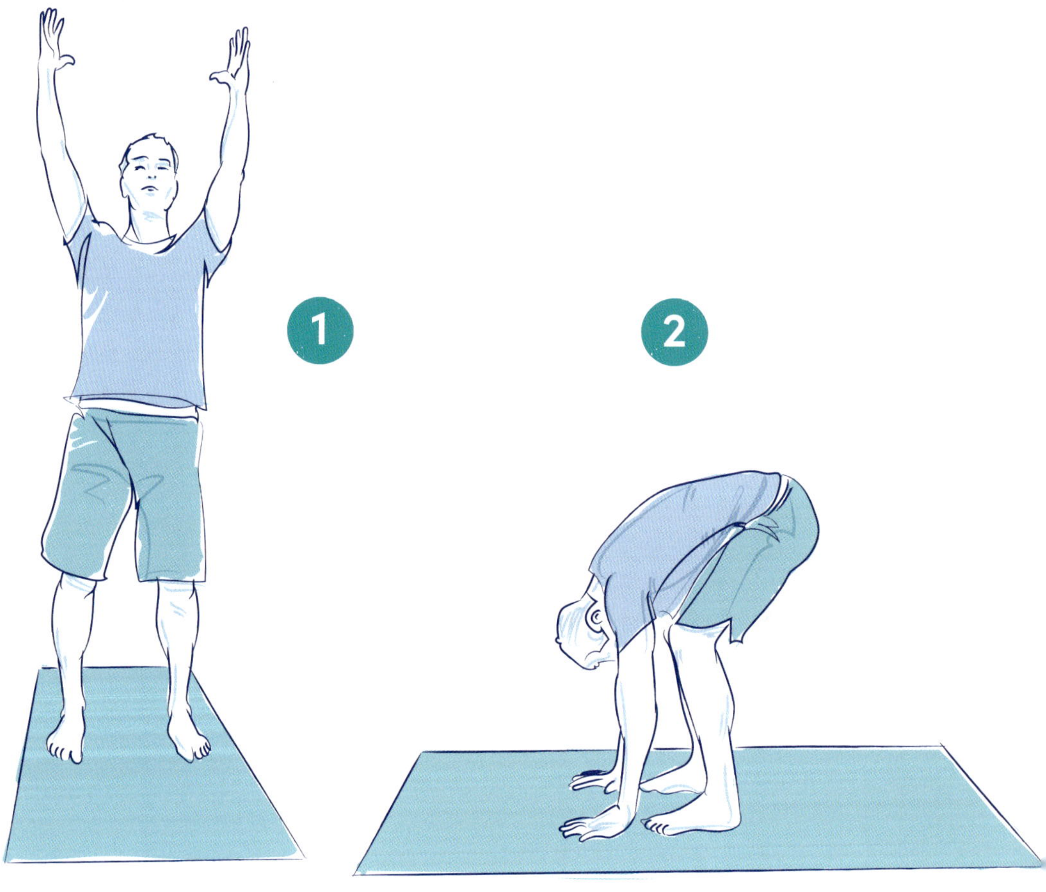

D Übung 4: Hüftbeuger dehnen 2

Stellen Sie ein Bein auf. Unter das Knie des anderen Beins können Sie bei Bedarf eine weiche Unterlage legen. Die Hände legen Sie auf den vorderen Oberschenkel; achten Sie auf einen stets aufrechten Oberkörper. Verlagern Sie Ihr Gewicht nun leicht nach vorn, ohne die Aufrichtung zu verlieren; machen Sie keinen Rundrücken und kontrollieren Sie Ihre Haltung wenn möglich im Spiegel. Nun sollte eine Dehnung im Hüftbeuger an der Vorderseite im hinteren Bein spürbar sein.

Halten Sie die Position für 30 bis 60 Sekunden pro Seite.

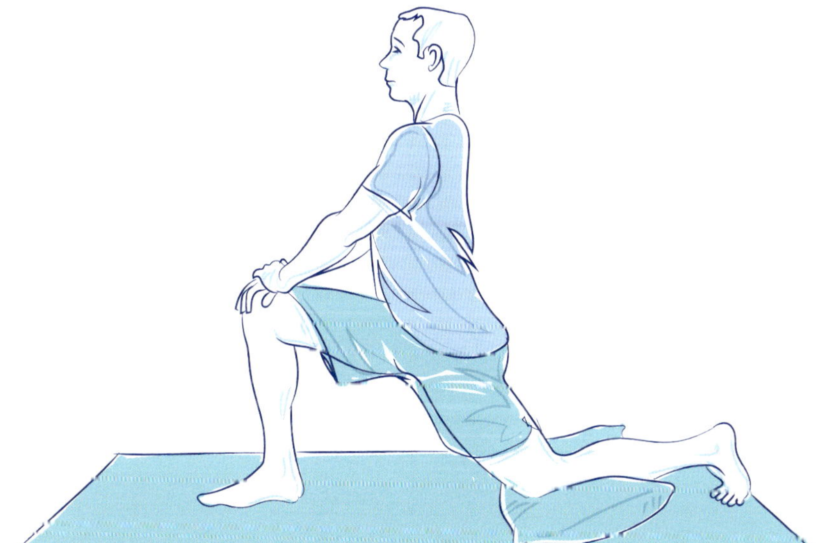

K+D Übung 5: Drehsitz

Greifen Sie im Sitzen mit einer Hand zur Außenseite des gegenüberliegenden Knies. Die andere Hand greift nach hinten. Wichtig ist, dass Sie nun in der Drehung aufrecht bleiben. Dafür verwenden Sie die vordere Hand. Mit der hinteren Hand und Schulter drehen Sie sukzessive mehr nach hinten.

Halten Sie die Position für 30 bis 60 Sekunden pro Seite.

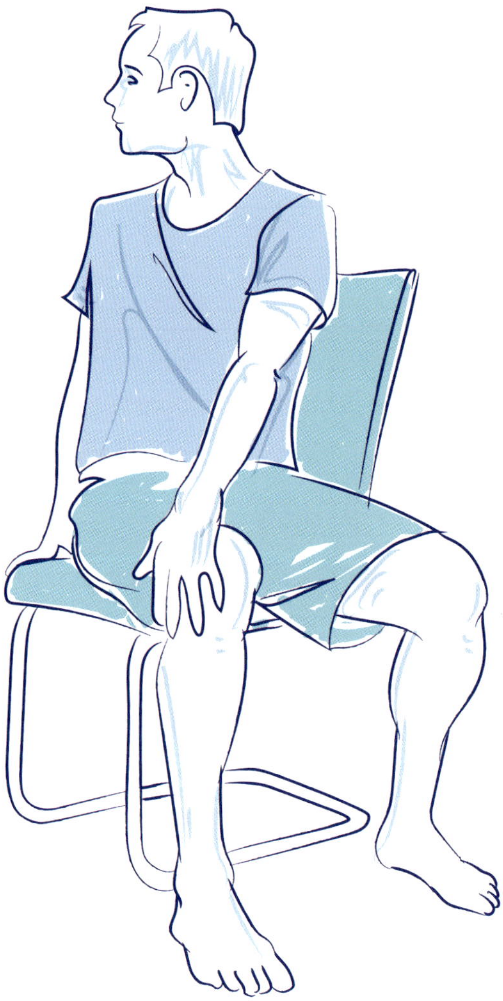

D Übung 6: Vorbeuge im Sitzen

Öffnen Sie im Sitzen die Knie und lassen Sie sich langsam nach vorn fallen. Ein runder Rücken ist nun gewünscht, da hier die Dehnung auf der Rückseite begünstigt wird. Auch den Nacken lassen Sie locker. Achtung bei unbehandeltem Bluthochdruck oder Herzerkrankungen, Migräne oder erhöhtem Augeninnendruck: Hier sollte eine Vorbeuge nur kurz gehalten werden. Schwindel oder Schmerz ist ein Zeichen, diese Übung nicht durchzuführen!

Halten Sie die Position für 30 Sekunden.

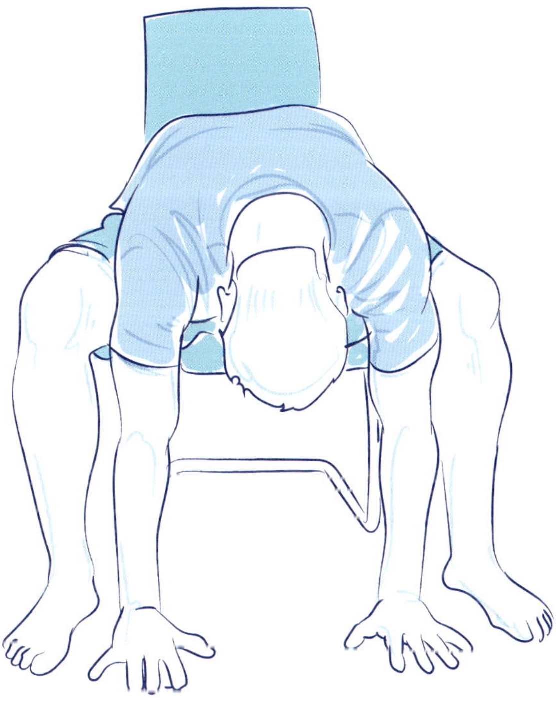

K Übung 7: Strecken im Liegen

Strecken Sie in Bauchlage die Arme nach vorn aus und heben Sie mit der Einatmung Kopf und Brustbein an (1). Mit der Ausatmung legen Sie sich wieder ab (2). Schmerzt es stark im Rücken oder in den Schultern, beugen Sie als Variante die Ellbogen und kommen nicht so weit nach oben (3). Die Übung sollte schmerzfrei ausgeführt werden. Sie ist eine der effektivsten Kräftigungsübungen für den unteren Rücken.

Wiederholen Sie die Übung langsam 3- bis 6-mal.

1

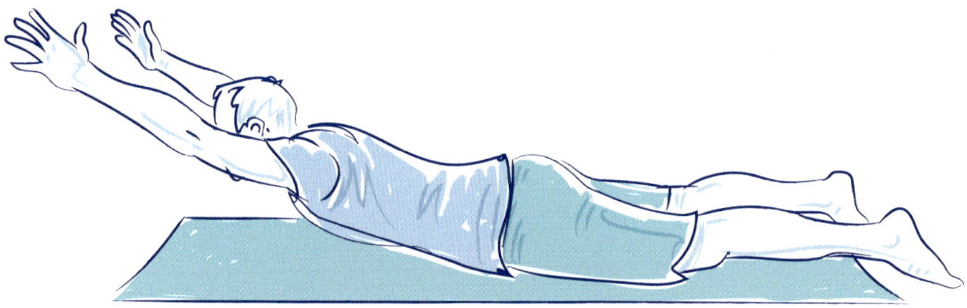

2

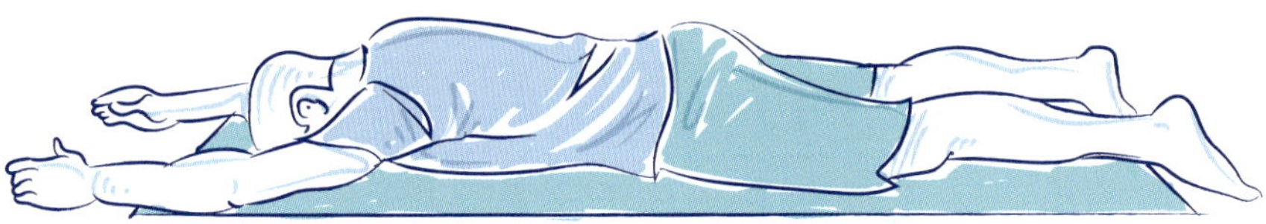

3

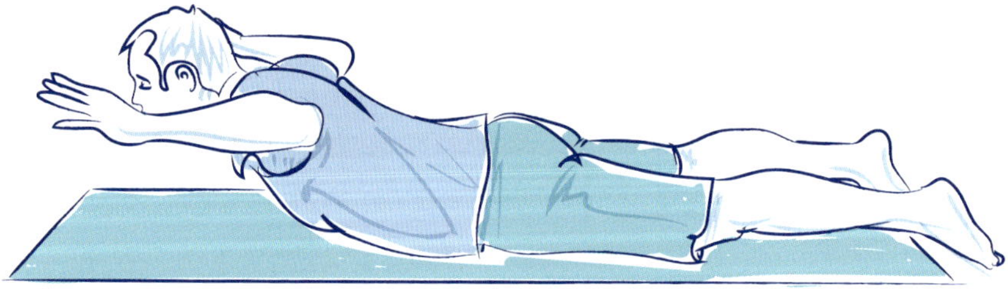

K+D Übung 8: Strecken und Beugen im Liegen

Strecken Sie in Rückenlage einatmend die Arme nach hinten und die Beine nach oben. Dabei sind die Beine so gestreckt wie möglich (1). Ziehen Sie dann ausatmend die Knie zur Brust heran (2). Mit dieser Übung kräftigen und dehnen Sie den unteren Rücken gleichzeitig.

Wiederholen Sie die Übung langsam 10- bis 12-mal.

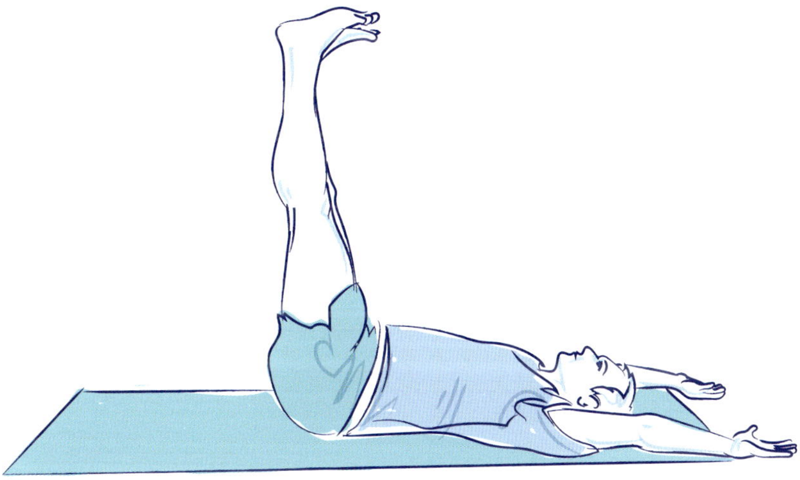

1

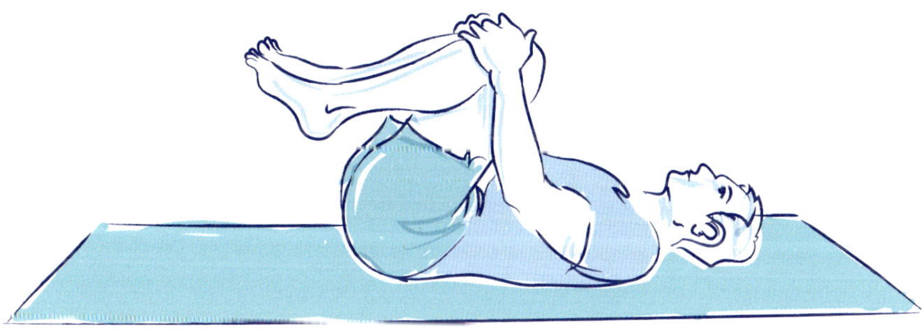

2

K+D Übung 9: Becken hoch

Sie liegen in der Rückenlage. Mit aufgestellten Beinen heben Sie nun das Becken an und strecken die Arme nach hinten. Die Füße und Zehen drücken Sie fest in den Boden, sodass das Becken nicht absinken kann. Hinten kräftigen und vorn dehnen ist hier die Devise!

Halten Sie die Position für 30 Sekunden.

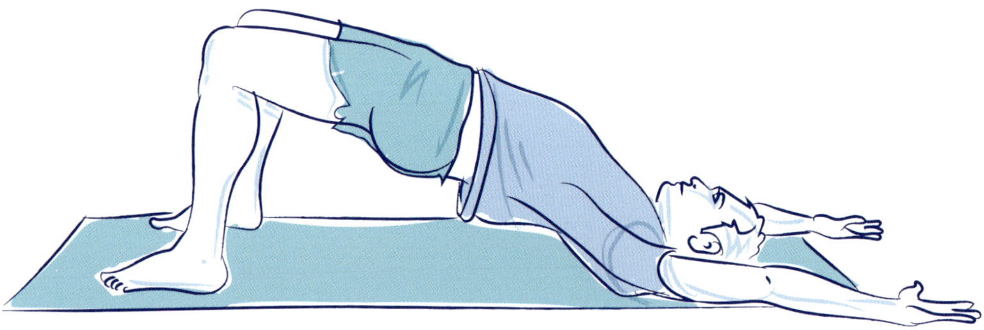

K Übung 10: Kraft für den Bauch

Für einen gesunden und schmerzfreien unteren Rücken sind kräftige Bauchmuskeln (leider) unumgänglich. Niemand trainiert sie gern, aber wir kommen nicht drum herum! Eine relativ einfache und angenehme Übung ist diese hier: Beugen Sie in Rückenlage die Knie im rechten Winkel und strecken Sie bei der Einatmung einen Arm nach hinten (1). Ausatmend kommen Sie nach vorn, heben Kopf sowie Schultern vom Boden ab und greifen zum gegenüberliegenden Knie (2).

Wiederholen Sie die Übung langsam 8- bis 12-mal auf einer Seite und dann 8- bis 12-mal auf der anderen Seite.

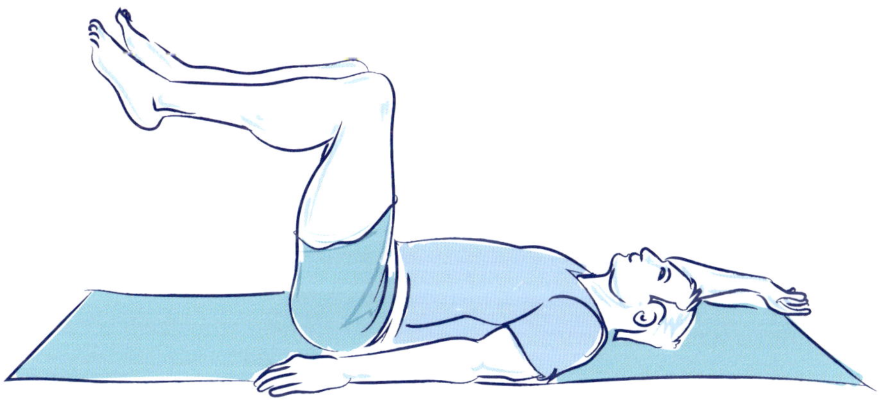

1

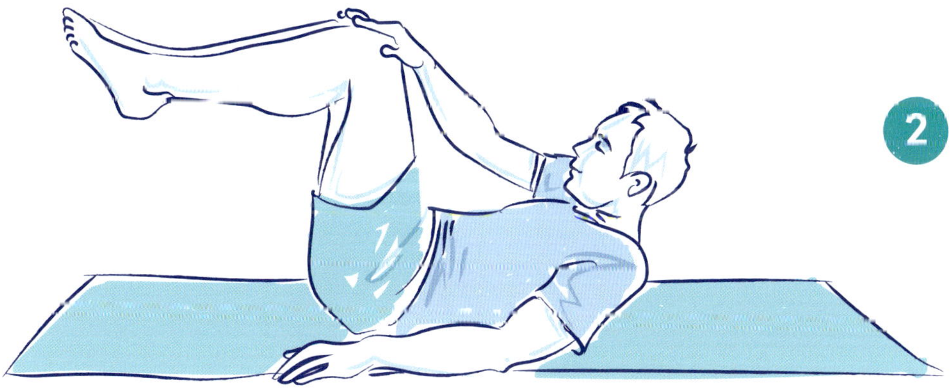

2

D Übung 11: Vorbeuge am Boden

Auf dem Boden sitzend legen Sie die Fußsohlen so gut es geht aneinander. Lassen Sie sich nun mit rundem Rücken (zur besseren Dehnung auf der Körperrückseite) nach vorn sinken. Knie und Hüfte lassen Sie soweit möglich nach außen fallen. Den Nacken entspannen Sie dabei, sodass Hinterkopf und Kreuzbein im unteren Rücken tendenziell in Richtung Boden ziehen.

Halten Sie die Position für 60 bis 90 Sekunden.

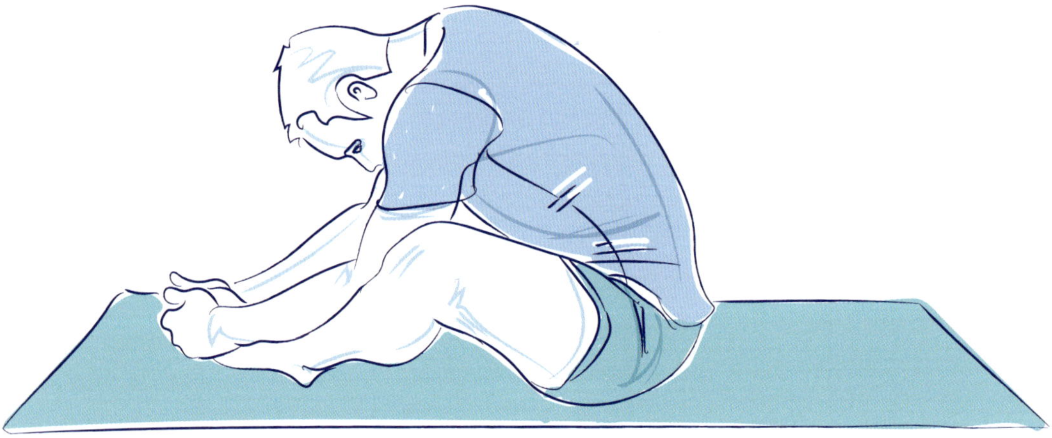

DIE SCHULTERN

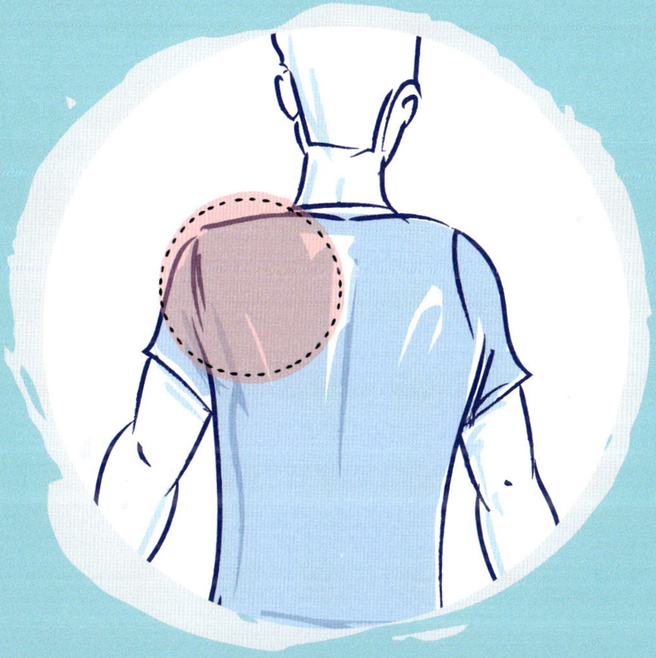

Schulter- und Nackenbeschwerden sind neben Rückenschmerzen der häufigste Grund, warum eine Arztpraxis aufgesucht wird, um Schmerzen und Einschränkungen im Bewegungsapparat behandeln zu lassen. Und in den meisten Fällen muss man diese Regionen auch gemeinsam betrachten, da sie aufeinander einwirken und sich häufig gegenseitig beeinflussen.

Warum schmerzen die Schultern?

Rückenschmerzen kennt fast jeder, jeder kann sie mehr oder weniger gut beschreiben. Bei Schulterbeschwerden ist das ein bisschen anders. Da fallen Probleme oft erst dann auf, wenn der Arm bei Alltagsaktivitäten nicht mehr so funktioniert, wie man es gewohnt war. Erst relativ spät – wenn das Problem schon weiter fortgeschritten und nicht von allein verschwunden ist – suchen Patientinnen und Patienten einen Arzt auf. Bitte beachten Sie, dass wir bei all diesen Themen Unfälle und akute Verletzungen wie Brüche ausklammern, da diese ohnehin eigens behandelt werden und zur Domäne der Unfallchirurgie gehören.

Das Schultergelenk ist ein Kugelgelenk; es besitzt eine kleine Gelenkpfanne und hat den größten Bewegungsspielraum aller Gelenke im Körper. Es wird primär durch Muskeln und weniger durch Bänder fixiert. Das hat den Vorteil, dass es zu dieser großen Beweglichkeit überhaupt kommen kann. Dadurch ist das Schultergelenk allerdings auch anfälliger für eine Luxation, eine Ausrenkung. Die Beweglichkeit des Gelenks benötigen wir, um die verschiedensten Tätigkeiten ausüben zu können: über Kopf oder hinter uns greifen oder vor uns Bewegungen ausführen.

Komplexes System

Die Schultern verbinden die Oberarme mit dem Rumpf. Die Strukturen sind so angeordnet, dass der Arm in fast alle Richtungen bewegt und benutzt werden kann. Durch diesen großen Grad an Bewegungsfreiheit und die komplexe Anordnung von Knochenpartnern, Muskeln, Sehnen und Bändern ist eine Verletzung oder ein Schmerz in der Schulter nicht immer sofort erkennbar und kann nicht immer gleich zugeordnet werden. Oberarm, Schlüsselbein und Schulterblatt treffen als die drei Knochenpartner in der Schulter aufeinander und bilden gemeinsam den Schultergürtel. Eine wichtige Muskelgruppe, um nur eine von vielen anatomischen Facetten herauszupicken, bildet die sogenannte Rotatorenmanschette. Sie ermöglicht die vielen unterschiedlichen Armbewegungen (heben, senken, nach vorn, nach hinten sowie innen- und außenrotieren) und umschließt den Oberarmkopf ringförmig wie eine Manschette. Alle Muskelteile sind mit einem Ende am Schulterblatt und mit dem anderen Ende am Oberarmknochen befestigt. Somit zeigt sich die große Bedeutung der Muskulatur und des umliegenden Fasziengewebes für die Schulter bereits an dieser speziellen Muskelgruppe.

Ein Schmerz im Bereich der Schulter, der länger als ein paar Tage andauert, sollte daher unbedingt von einem Arzt begutachtet werden, da es hier sehr viele verschiedene Ursachen geben kann, vor allem auch regionsübergreifend, wenn wir an die Halswirbelsäule, den Nacken oder den Brustkorb denken.

Glücklicherweise ist auch bei der Schulter die Situation so, dass eine Vielzahl von Schmerzen und Einschränkungen keine organische Ursache hat, sondern oft funktionell bedingt ist. Deshalb haben Sie eine gute Chance, mit den richtigen Übungen und regelmäßigem Training Erfolg zu haben! Und das sind doch wirklich gute Nachrichten.

Das gesamte Bewegungsspektrum nutzen

Wir nutzen im Alltag nicht einmal ein Drittel der gesamten Beweglichkeit, die uns das Schultergelenk zur Verfügung stellt. Wann strecken wir einmal die Arme nach oben oder hinten? Die meisten von uns kommen mit den Armen kaum einmal über Schulterhöhe hinaus. Viele arbeiten am Computer oder Laptop. Die klassische Haltung auf Höhe der Tastatur wird zum Maximum an Bewegungskreativität.

Jetzt könnte man sagen, dass das ja kein Problem ist, da es scheinbar schmerzfrei geht. Nur beginnt das Problem selten erst, wenn ein Schmerz kommt. Häufig ist dann bereits ein Punkt erreicht, an dem die Beschwerden mindestens ebenso lange brauchen, um sich zu bessern, wie ihre Entstehung gedauert hat. Der Schmerz ist oft nur ein Warnsignal, um eine wiederholte Fehlhaltung nicht in eine chronische Fehlfunktion münden zu lassen.

Ist eine Bewegung nämlich einmal gelernt, ist es schwierig, neue motorische Reize zu setzen. Denn das ist meist mit einer der größten Hürden verbunden: Anstrengung und Regelmäßigkeit!

Mit dem Schultergelenk stellt uns der Organismus das beweglichste Gelenk des Körpers zur Verfügung. Das macht er nicht aus Jux und Tollerei: Er gibt uns damit die Chance, das Gelenk in seiner gesamten Beweglichkeit auch zu benutzen und entsprechend zielführend einzusetzen. Geschieht dies nicht, ist der Körper ein nicht minder intelligentes Wesen und zieht nicht gebrauchte Ressourcen wieder ab. Wenn Sie in einen eiskalten See fallen, werden sämtliche Energie und alle Ressourcen zuerst auf die wichtigsten Organe – Herz, Lunge und Gehirn – gelenkt, in dem Versuch, diese am Leben zu erhalten. Ob der kleine Finger erfriert, ist für das Überleben nicht entscheidend. Der Körper ist somit ein sehr ökonomisches Wesen.

Nutzen wir nun womöglich nur 20 Prozent der Beweglichkeit in unseren Schultern, und das tun die meisten leider, dann werden nach einer gewissen Zeit die Ressourcen von dort abgezogen und für wichtigere Bereiche verwendet. Übersetzt heißt das, dass das Gewebe rund um das Schultergelenk aufgrund der mangelnden Stimulation verfilzt und verhärtet. Dadurch wird eine Kaskade in Gang gesetzt, die meist in Schmerzen und Bewegungseinschränkungen mündet.

Die intelligente Auswahl geeigneter Übungen

Für eine intelligente Auswahl geeigneter Übungen und Bewegungen bedeutet das, dass immer die gleichen Übungen auch nicht sinnvoll sind. Wir brauchen ein hohes Ausmaß an abwechslungsreichen Bewegungsformen. Immer der gleiche Sport, immer die gleichen drei Übungen würden uns ebenso in stereotype Bewegungsmuster führen wie keine oder falsche Bewegung. Nutzen Sie immer nur den rechten Arm, wird dieser sich irgendwann abnutzen. Die linke Seite muss gegenhalten und verspannt sich ebenso. Führen Sie Übungen aus, in denen das Kniegelenk immer nur in einem Winkel belastet wird, werden andere Belastungswinkel irgendwann Probleme bereiten. Und so kann man das auf alle Gelenke, Regionen und Bereiche unseres Bewegungsapparates übertragen. Deswegen sind im Training von absoluten Spitzensportlern immer Ausgleichsbewegungen enthalten, die oft gar nichts mit sportspezifischen Bewegungen zu tun haben müssen.

Schultern und Rücken – zwei Partner, die sich brauchen

Durch die eingeschränkte Beweglichkeit in der Brustwirbelsäule kann nicht mehr die gesamte Beweglichkeit in den Schultergelenken genutzt werden. Testen Sie das selbst, indem Sie die Arme heben, die Ellbogen im rechten Winkel beugen und nun einen starken Rundrücken machen (1). Versuchen Sie dann, sich einmal zur Seite zu drehen (2). Sie werden merken, dass das nur sehr eingeschränkt funktioniert.

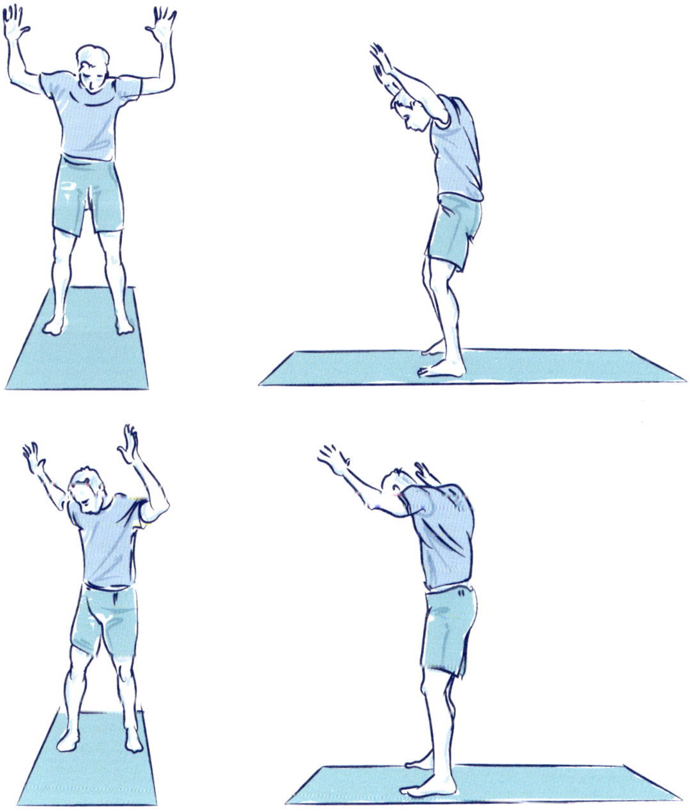

1

2

Nun richten Sie sich auf, beugen wieder die Ellbogen (1) und drehen sich (2). Die Rotation ist gleich eine ganz andere.

1

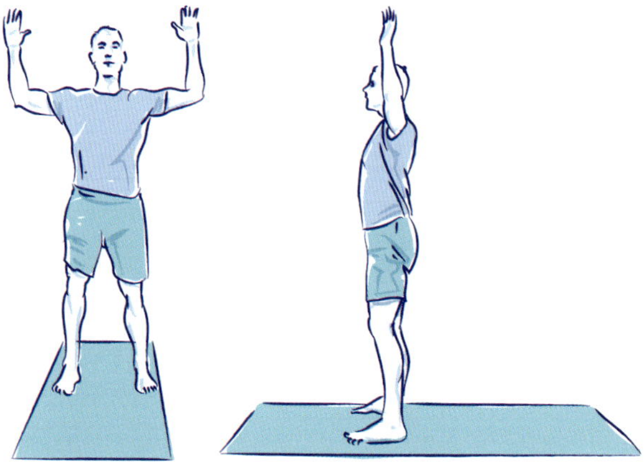

2

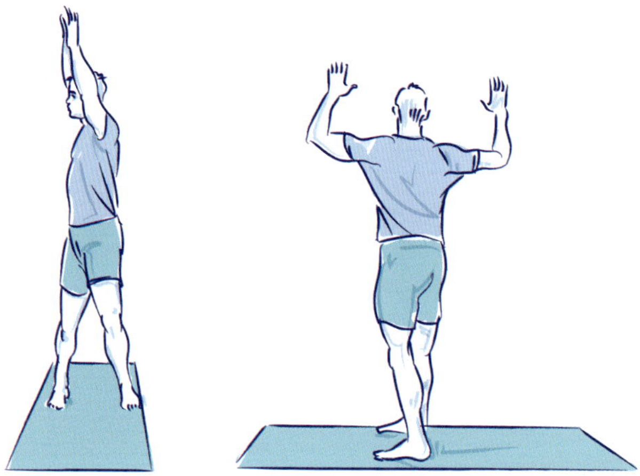

Das bedeutet, dass die Aufrichtung des Oberkörpers für den Einsatz der Flexibilität der Brustwirbelsäule essenziell ist und ein Rundrücken eine Reihe von Problemen lostritt, die niemand freiwillig haben möchte. Ist die Beweglichkeit im Rücken eingeschränkt, kann auch die volle Beweglichkeit in den Schultergelenken nicht genutzt werden. Somit wird das Gewebe rundherum nicht ausreichend stimuliert, und es kommt dort zu weiteren Einschränkungen. Ist das Schultergelenk nicht in vollem Umfang immer wieder im Einsatz, aus welchem Grund auch immer, wird auch die Flexibilität der Wirbelsäule darunter leiden.

Alles in allem handelt es sich hier also um einen Teufelskreis, den es zu durchbrechen gilt und der im besten Fall erst gar nicht in Gang gesetzt werden sollte. Sind wir einmal darin gefangen, ist der Ausgang oft nicht sofort und einfach zu finden. Da sollte an verschiedenen Rädchen gedreht werden. Denn der Körper ist keine Aneinanderreihung von Strukturen, sondern eine funktionelle Einheit, in der viele verschiedene Einzelteile als großes Ganzes miteinander verbunden sind. Dabei haben Einflüsse, welcher Art auch immer, Auswirkungen auf viele Stellen und Regionen des Bewegungsapparats. Nicht die Struktur kreiert die Funktion, sondern die Funktion beeinflusst die vorgegebene Struktur!

Impingement, Frozen Shoulder und Kalkschulter

Es gibt viele verschiedene Diagnosen und Krankheitsbilder zu Beschwerden in den Schultern und Schultergelenken. Viele haben nur indirekten Einfluss, bei manchen gibt es direkt im Gelenk Ursachen für Beschwerden. Halten diese an, sollten sie auf jeden Fall ärztlich abgeklärt werden.

Schmerzfreie und schmerzhafte Einschränkungen in der Schulter münden oft in Diagnosen wie Impingement, Kalkschulter, Frozen Shoulder, Schulterarthrose und einigen mehr. Lassen Sie mich diese zum besseren Verständnis kurz voneinander abgrenzen.

Beim sogenannten Impingement (»Anschlagen«, Einengung) im Schultergelenk, das nach dem Rückenschmerz die zweithäufigste Diagnose bei jüngeren Patienten im Bewegungsapparat ist und rund 25 Prozent der Schulterambulanz-Patienten ausmacht, verspüren die Betroffenen vor allem beim seitlichen Heben des Arms einen Schmerz im Schultergelenk. Dabei stößt der Oberarmkopf an das Schulterdach und engt die dort verlaufenden Strukturen ein. Häufig davon betroffen ist die Supraspinatussehne als Teil der Rotatorenmanschette. Ursächlich können Verschleißerscheinungen oder Verletzungen sein. Häufig tritt dies bei Überkopfarbeiten (z. B. Maler) oder Überkopfsportarten (Volleyball, Tennis, Handball etc.) auf. Durch die Reizung der Sehne, die zu wenig Platz unter dem Schulterdach hat, kommt es zur Enge und zum Schmerz. Diese Schmerzen können sukzessive stärker werden und auch im Alltag, z. B. beim Autofahren, zu einem echten Problem werden.

Durch die nun deutlich eingeschränkte Beweglichkeit im Schultergelenk kann es in der Folge zum nächsten Krankheitsbild, der sogenannten Frozen Shoulder, kommen. Hierbei steift die Schulter ein und verliert massiv an Beweglichkeit. Das Schultergelenk ist nun in jeder Bewegungsrichtung eingeschränkt. Dies hat drastische Auswirkungen auf die Lebensqualität und die Arbeitsfähigkeit.

Eine weitere Ursache für ein Impingement kann auch eine Kalkschulter sein. Es kommt hierbei zu Einlagerungen kleiner Kalkfragmente in der Sehne. Die Beschwerden entwickeln sich meist schleichend. Vor allem bei Drehbewegungen des Arms und bei fortgeschrittenem Verlauf können Schmerzen auch dauerhaft, auch beim Liegen in der Nacht, auftreten.

Bei der Schulterarthrose kommt es zu einem degenerativen (abbauenden) Prozess des Gelenks und mit der Zeit zur Schultersteife. Schmerzen jeglicher Art und bei unterschiedlichen Bewegungen können sich mit schmerzfreien Intervallen abwechseln. Typischerweise entwickeln sich diese Beschwerden ebenfalls schleichend und schrittweise.

Übungen bei Impingement

Hier soll nun hauptsächlich auf das Impingement eingegangen werden, zumal sich aus diesem Beschwerdebild weitere Diagnosen entwickeln können. Das Ziel der Übungen soll darin liegen, den Hochstand des Oberarmkopfes zu reduzieren und damit die Enge unter dem Schulterdach zu beseitigen. Dehnungen und Mobilisationen sind vor allem dann kontraproduktiv, wenn sie den Schmerz auslösen. Dadurch wird die Enge nur noch mehr forciert. Kraft in der umliegenden Muskulatur für eine bessere Stabilität und Führung des Schultergelenks sind primäre Ziele der nun vorgestellten Übungen.

K Übung 1: Schulter-Flow

Dies ist eine der effektivsten Kräftigungsübungen für die wichtigsten Muskeln der Schulter. Wir arbeiten hier jeweils mit 3 Sekunden Gegendruck.

Schritt 1: Stellen Sie sich aufrecht hin, die Füße sind hüftbreit auseinander. Legen Sie die Handinnenflächen auf Brusthöhe aufeinander und erzeugen Sie für 3 Sekunden Druck, indem Sie die Handflächen mit maximaler Kraft gegeneinanderpressen. Bringen Sie nun die Hände vor Ihrer Brust etwas nach unten und erzeugen Sie wieder Druck für 3 Sekunden. Dann bewegen Sie die Hände zurück zur Ausgangsposition und erzeugen wiederum für 3 Sekunden Druck.

Schritt 2: Öffnen Sie die Hände und drücken Sie die Fingerspitzen für je 3 Sekunden der Reihe nach kräftig gegeneinander: kleine Finger, Ringfinger, Mittelfinger, Zeigefinger, Daumen – wie eine Spinne.

Wiederholen Sie nun Schritt 1: Die Hände befinden sich wieder in der Ausgangsposition, und Sie erzeugen Druck.

Wiederholen Sie nun Schritt 2: Sie legen die Fingerspitzen aneinander und erzeugen Druck.

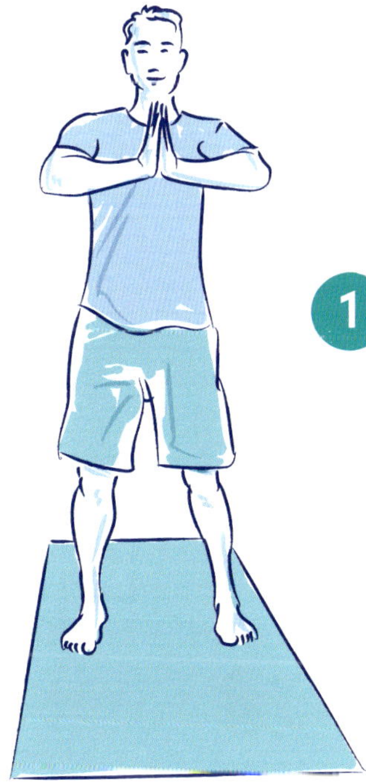

1

2

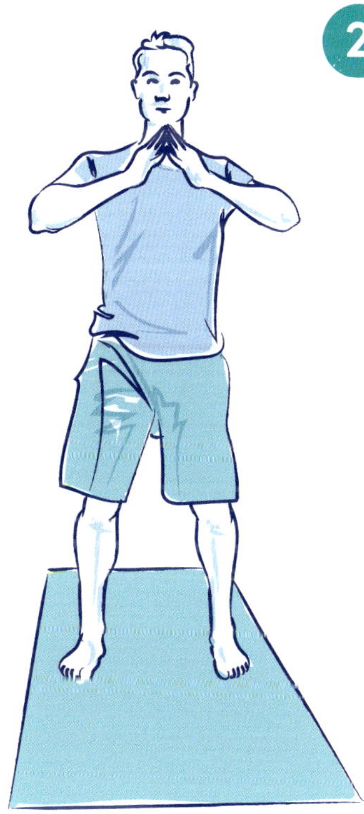

3

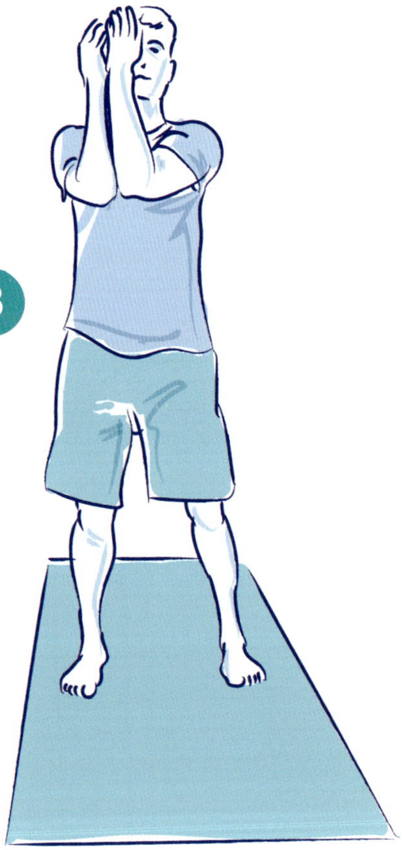

4

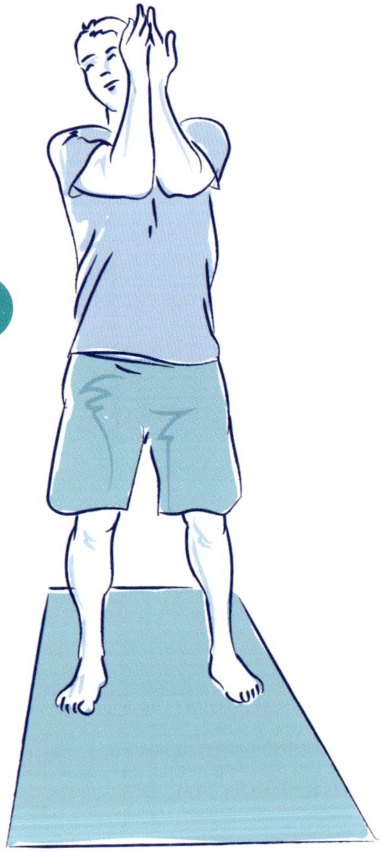

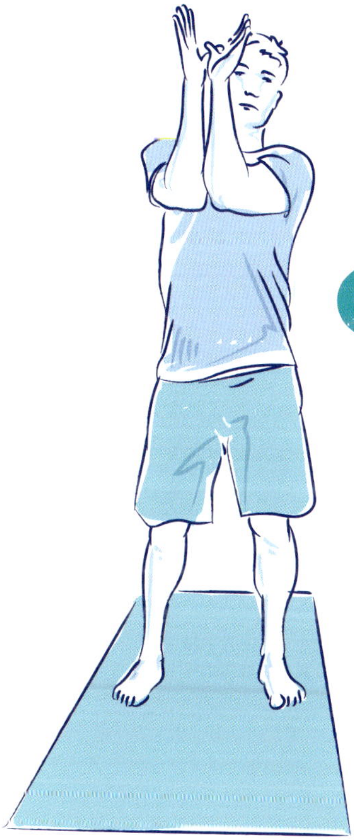

5

Schritt 3: Bringen Sie die Hände und Unterarme auf Brusthöhe zueinander und pressen Sie sie für 3 Sekunden aneinander.

Schritt 4: Drehen Sie die Unterarme nach außen, sodass die Handrücken aufeinanderliegen, und pressen Sie Hände und Unterarme für 3 Sekunden aneinander.

Schritt 5: Drehen Sie nun die Unterarme nach innen, sodass die Handrücken nach außen zeigen. Die Hände sollten hier möglichst geöffnet sein. Drücken Sie dann die Unterarme für 3 Sekunden aneinander.

Wiederholen Sie Schritt 3: Bringen Sie die Hände und Unterarme auf Brusthöhe zueinander und pressen Sie sie für 3 Sekunden aneinander.

Wiederholen Sie dann Schritt 1: Legen Sie die Handinnenflächen auf Brusthöhe aufeinander und erzeugen Sie für 3 Sekunden Druck, indem Sie die Handflächen mit maximaler Kraft gegeneinanderpressen. Bringen Sie nun die Hände vor Ihrer Brust etwas nach unten und erzeugen Sie wieder für 3 Sekunden Druck. Bewegen Sie die Hände dann zurück zur Ausgangsposition und drücken Sie wiederum 3 Sekunden.

D Übung 2: Arm nach hinten ziehen

Greifen Sie mit einer Hand hinter Ihrem Rücken zum Daumen der anderen Hand der betroffenen Schulterseite. Alternativ können Sie auch zur Faust greifen. Ziehen Sie den Arm nun zur gegenüberliegenden Seite schräg nach unten. Der betroffene Arm bleibt gestreckt. Damit schaffen Sie Platz für den Oberarmkopf unter dem Schulterdach.

Halten Sie die Position für 30 bis 60 Sekunden.

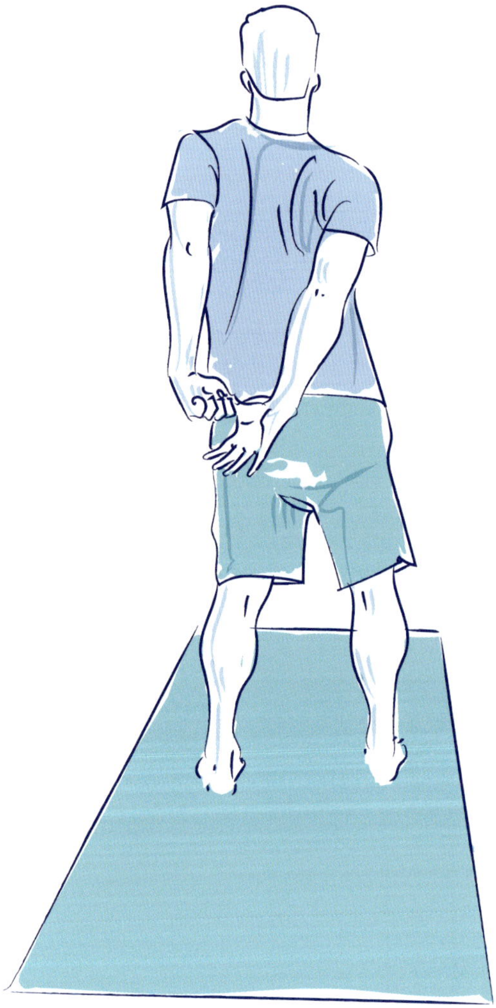

K Übung 3: Halber Liegestütz

Suchen Sie sich ein Fensterbrett oder einen stabilen Widerstand, auf dem Sie sich auf halber Höhe festhalten können. Dort stützen Sie sich so ab, dass Beine und Arme in der Ausgangsposition gestreckt sind (1). Nun beugen Sie ausatmend die Arme, halten Oberkörper und Beine aber in der gestreckten Position (2). Achten Sie beim Beugen der Arme darauf, dass die Ellbogen nicht nach außen ausweichen, sondern am Körper anliegen. Strecken Sie einatmend wieder die Arme und kommen Sie in die Ausgangsposition zurück.

Wiederholen Sie die Übung langsam 8- bis 12-mal.

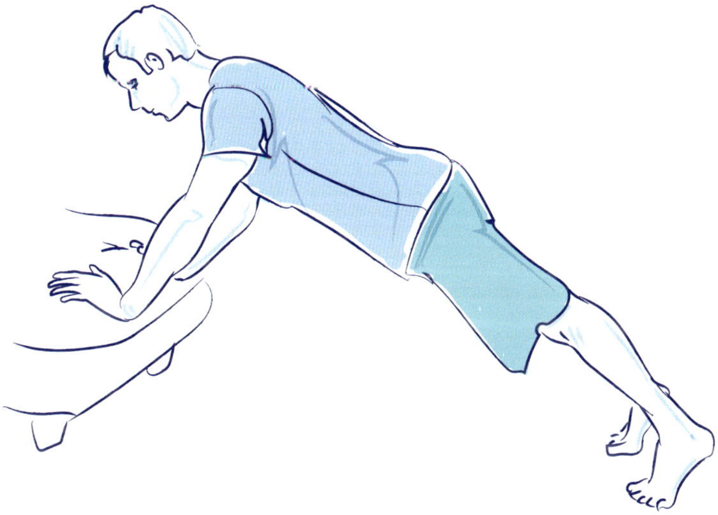

1

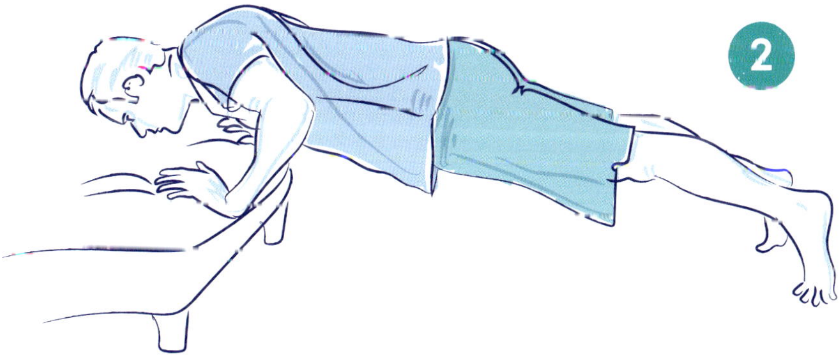

2

K Übung 4: Armkraft

Suchen Sie sich wieder ein Fensterbrett oder einen stabilen Widerstand, auf dem Sie sich auf halber Höhe abstützen können. Nun drehen Sie sich um, sodass Sie vom Fensterbrett wegsehen und nach hinten greifen können. In der Ausgangsposition haben Sie die Knie gebeugt und die Arme gestreckt (1). Nun gehen Sie ausatmend langsam in eine Kniebeuge, indem Sie die Arme beugen (2). Achten Sie beim Beugen der Arme darauf, dass die Ellbogen nicht nach außen ausweichen, sondern am Körper anliegen. Strecken Sie einatmend wieder die Arme und kommen Sie in die Ausgangsposition zurück.

Wiederholen Sie die Übung langsam 8- bis 12-mal.

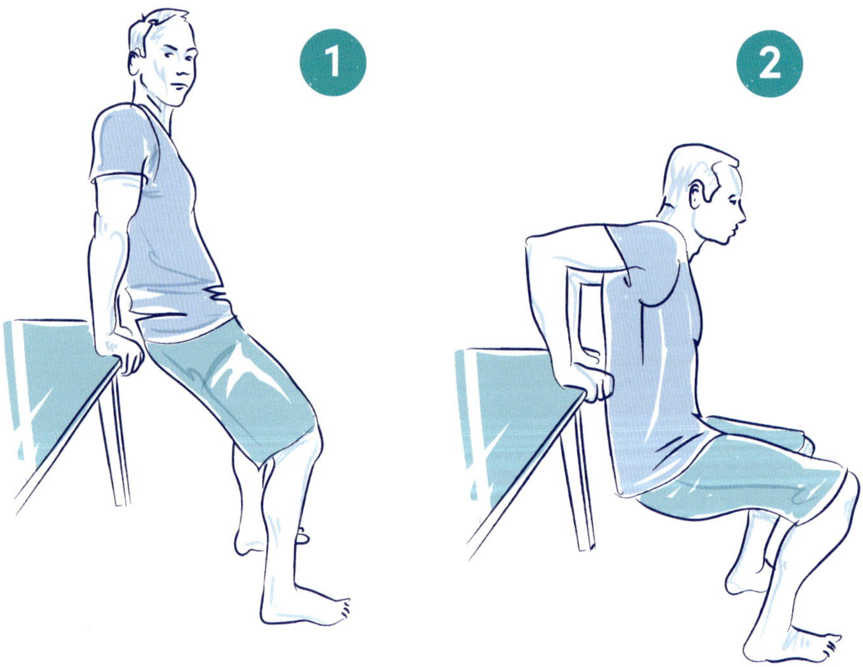

Beispiel aus der Praxis
Mit Übungen zur Schmerzfreiheit zurückfinden

Markus W., 28, hat schon länger Schulterschmerzen. Er spielt Tennis und ist auch sonst recht sportlich – der perfekte Ausgleich zu seinem Bürojob. Doch gerade beim Aufschlag, wenn der Arm über den Kopf muss, fährt immer wieder der gleiche, sehr unangenehme Schmerz ein. Da er auch Matches spielt, fühlt sich Markus W. durch dieses Problem massiv eingeschränkt. Bisher war er ratlos, was er tun sollte, die Beschwerden wurden über Monate hinweg nicht besser. Eine Zeit lang konnte der passionierte Tennisspieler die Schmerzen in der rechten Schulter, direkt im Gelenk, eher vorn, kompensieren, indem er seine Bewegungen etwas umstellte, doch besser wurden sie nicht. Mittlerweile wird die Schulter auch im Alltag immer mehr zum Problem.

Ein klassisches Impingement wurde diagnostiziert, eine wirkliche Ursache dafür konnte nicht gefunden werden. Es wurde Sportkarenz verordnet, was für den jungen, aktiven und gesunden Sportler jedoch keine Option war. Dehnungsübungen hatten bei ihm immer wieder denselben Schmerz ausgelöst, deswegen hörte er damit auf.

Ich kannte Markus W. vom Tennisspielen und konfrontierte ihn mit seinem Problem. Als ich die Schulter untersuchte, war klar, dass er eine Mischung aus Entlastung und Kräftigung für das Schultergelenk brauchen würde. »Immer wieder den Schmerz auslösen ergibt keinen Sinn. In der Zwischenzeit sollte die Aufschlagbewegung adaptiert werden, damit nicht noch mehr Reizung entsteht – also keinen Spin spielen, der zu verstärkten Schmerzen führt. Parallel dazu sollten stabilisierende und kräftigende Übungen für die Schulter durchgeführt werden.« Die Übungen riefen keine Schmerzen hervor, worüber Markus W. sehr erstaunt war.

Nach mehreren Wochen Üben konnte Markus W. den Arm schon bald wieder schmerzfrei heben. Heute ist die Schulter wieder völlig funktionsfähig. Da ihm bewusst ist, dass er dazu neigt, auch in anderen Gelenken Probleme zu bekommen, ließ er sich ein Übungsprogramm von acht Übungen zusammenstellen. Mit diesen kommt er sehr gut zurecht, er hat sie bereits in seinen Alltag integriert.

Testen Sie Ihre Schulterbeweglichkeit

Greifen Sie im Stehen mit einer Hand hinter Ihrem Körper auf Höhe der Brustwirbelsäule so weit es geht nach oben. Führen Sie das ohne Schwung und ohne Hilfe der anderen Hand aus, sonst ist der Test ungültig. Es geht um eine normale und flüssige Bewegung. Mit der anderen Hand greifen Sie nun von oben entlang der Wirbelsäule in Richtung untere Hand. Auch diese Bewegung wird ohne Schwung und Krafteinsatz durchgeführt. Der nun entstandene Abstand zwischen den Händen zeigt die Beweglichkeit in den Schultergelenken. Führen Sie diesen Test auch auf der anderen Seite durch!

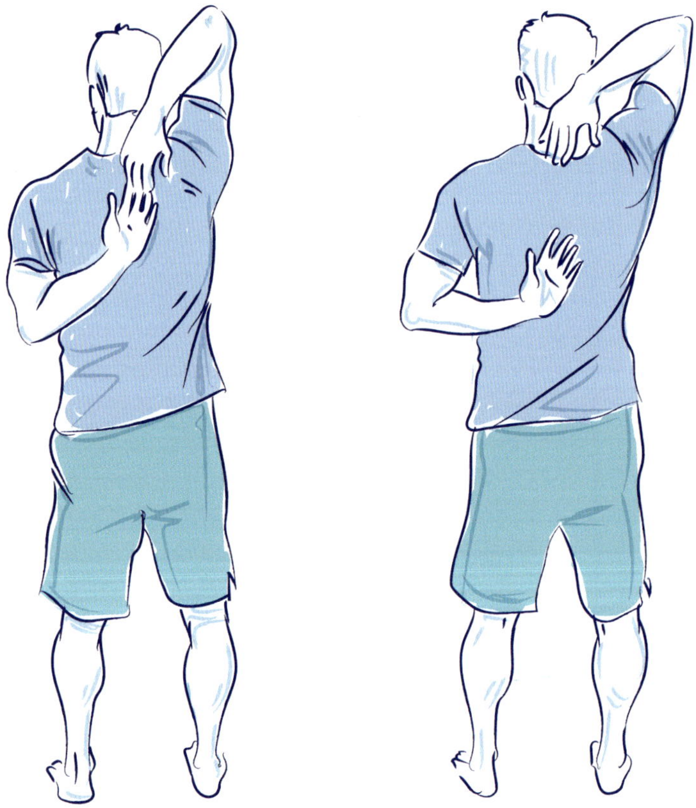

Punktevergabe

Die Finger berühren einander **4 Punkte pro Seite**
10 Zentimeter Abstand zwischen den Fingerspitzen der Hände **3 Punkte pro Seite**
20 Zentimeter Abstand zwischen den Fingerspitzen der Hände **2 Punkte pro Seite**
Mehr als 20 Zentimeter Abstand zwischen den Fingerspitzen der Hände **1 Punkt pro Seite**

Auswertung

7–8 Punkte: sehr gute Schulterbeweglichkeit
5–6 Punkte: gute Schulterbeweglichkeit
3–4 Punkte: eingeschränkte Schulterbeweglichkeit
1–2 Punkte: stark eingeschränkte Schulterbeweglichkeit

Hinweis

Natürlich müssen hier individuell noch etwaige Seitenunterschiede berücksichtigt und bewertet werden. Ist eine Seite stärker eingeschränkt als die andere, ist auf dieser Seite der Bedarf an Übungen natürlich auch größer. Das bedeutet, dass Sie auf der Seite, auf der Sie stärker eingeschränkt sind, etwa vier Wiederholungen mehr machen oder 10 bis 20 Sekunden länger in der Dehnungsposition verbleiben sollten, um das Ungleichgewicht auszubessern. Trotzdem sollte die bessere Seite nicht vernachlässigt und ebenso geübt werden.

Übungsempfehlungen

Nun haben Sie Ihre Schulterbeweglichkeit getestet und vielleicht sogar ein überraschendes Ergebnis erhalten. Seien Sie aber ehrlich zu sich selbst in der Bewertung, denn jedes Ergebnis ist in Ordnung und lässt Sie dort starten, wo Sie sich im Moment befinden.

Ist Ihre Schulterbeweglichkeit stark eingeschränkt (1–2 Punkte), sollten Sie vor allem bei Schmerzen einen Arzt aufsuchen und klären, ob hier vielleicht eine Ursache dahintersteckt, die medizinisch behandelt gehört. Dennoch können Sie bei Schmerzfreiheit gleich weiter unten mit den Übungen 3, 4 und 5 beginnen und die Anzahl wöchentlich steigern. Dazwischen können Sie gern immer wieder den Test zur Schulterbeweglichkeit durchführen, um Ihren Erfolg zu beobachten. Aber seien Sie geduldig: Schrittweises Steigern und Regelmäßigkeit sind auch hier die Wunderwaffen!

Ist Ihre Schulterbeweglichkeit eingeschränkt (3–4 Punkte), absolvieren Sie die Übungen 1, 2, 3, 4, 5 und 9 aus dem folgenden Schulterprogramm und steigern die Anzahl wöchentlich. Dazwischen können Sie gern immer wieder den Test zur Schulterbeweglichkeit durchführen, um Ihren Erfolg zu beobachten. Aber seien Sie geduldig: Schrittweises Steigern und Regelmäßigkeit sind die Wunderwaffen!

Haben Sie eine gute (5–6 Punkte) oder sehr gute (7–8 Punkte) Schulterbeweglichkeit, gratuliere ich Ihnen! Das Ergebnis ist jedoch kein Freibrief, in die Bewegungsarmut zu verfallen, und schon gar keine Garantie, dass es bei Ihnen nie zu Problemen im Schulterbereich kommen kann. Doch im Moment haben Sie gute Voraussetzungen und können das gesamte Schulterprogramm auf den folgenden Seiten präventiv durchüben!

Praktische Übungen bei Beschwerden in den Schultern

Nun geht es an die Übungen! Ich lade Sie herzlich ein, folgendes Übungsprogramm oder ausgewählte einzelne Bewegungen mit mir zu trainieren.

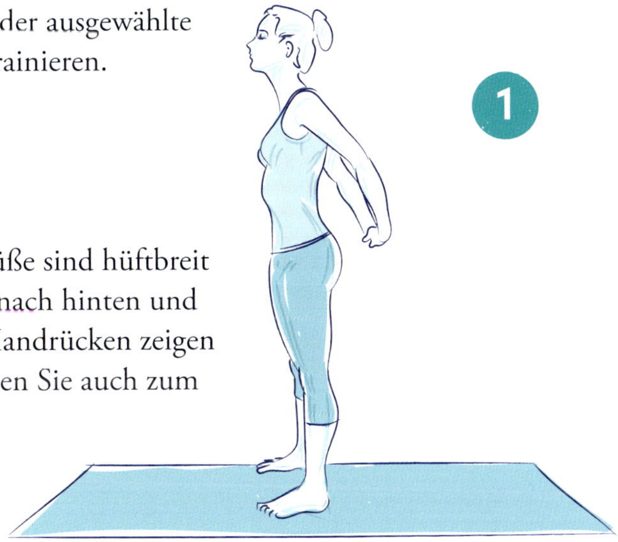

D

Übung 1: Schulteröffnung

Stellen Sie sich aufrecht hin, die Füße sind hüftbreit auseinander. Führen Sie die Arme nach hinten und verschränken Sie die Finger. Die Handrücken zeigen dabei nach außen. Alternativ können Sie auch zum Unterarm greifen. Beim Einatmen strecken Sie sich nach hinten und drücken auch die Hände nach hinten und unten (1).

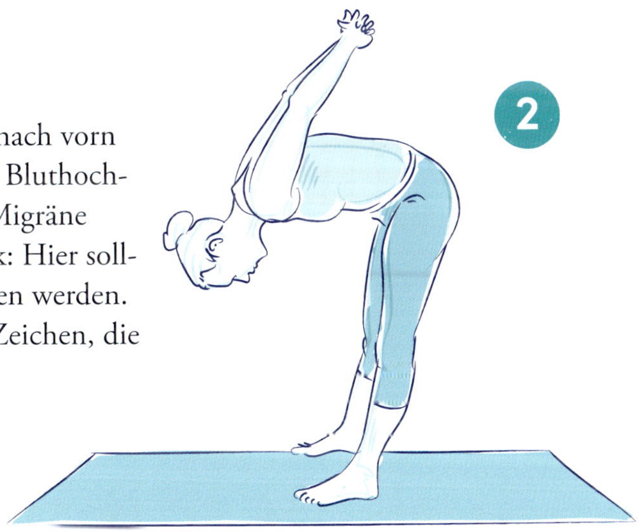

Beim Ausatmen beugen Sie sich nach vorn (2). Achtung bei unbehandeltem Bluthochdruck oder Herzerkrankungen, Migräne oder erhöhtem Augeninnendruck: Hier sollte eine Vorbeuge nur kurz gehalten werden. Schwindel oder Schmerz ist ein Zeichen, die Übung nicht durchzuführen!

Wiederholen Sie die Übung langsam 10- bis 12-mal. Am Ende halten Sie die Vorbeuge für etwa 30 Sekunden.

D Übung 2: Seitbeuge 2

Stellen Sie sich aufrecht hin, die Füße sind hüftbreit auseinander. Verschränken Sie die Finger und strecken Sie die Arme nach oben. Die Handinnenflächen zeigen nach oben. Alternativ können Sie auch zum Unterarm greifen. Beim Einatmen strecken Sie die Arme ganz nach oben (1), beim Ausatmen beugen Sie sich zu einer Seite (2).

Beim nächsten Einatmen kommen Sie zur Mitte zurück und strecken sich wieder maximal nach oben (1). Beim nächsten Ausatmen beugen Sie sich zur anderen Seite (3).

Wiederholen Sie die Übung langsam 8- bis 10-mal pro Seite.

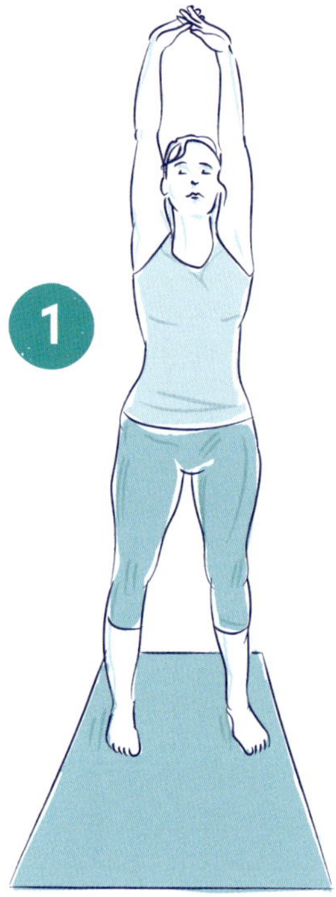

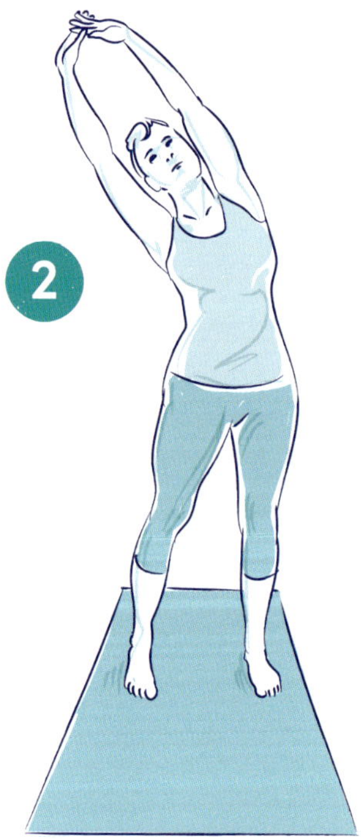

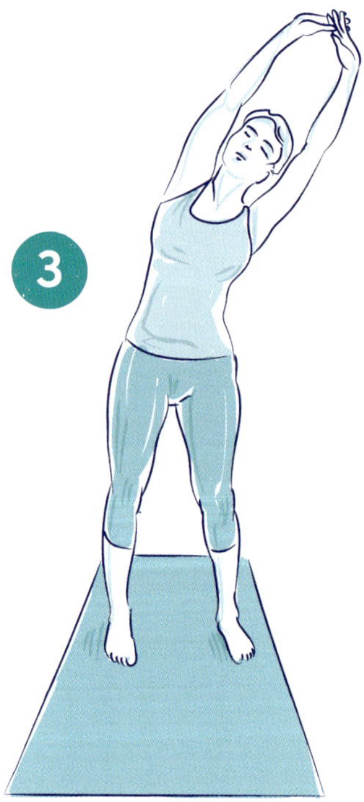

D Übung 3: Schulterinnenrotation

Eine wichtige Bewegung, die bei Schmerzen oder Einschränkungen meist als Erstes nicht mehr gut geht, ist die Innenrotation im Schultergelenk. Diese macht man im Alltag selten, und deswegen dauert es oft lange, bis man merkt, dass hier ein Problem entstehen kann.

Stellen Sie sich aufrecht hin, die Füße sind hüftbreit auseinander. Greifen Sie mit einer Hand hinter dem Rücken in Richtung gegenüberliegendes Schulterblatt. Bringen Sie dabei die Hand so weit wie möglich nach oben. Schmerzen sollten dabei jedoch keine entstehen. Nun strecken Sie beim Einatmen den anderen Arm (1) und gehen langsam ausatmend in eine Vorbeuge (2).

Wiederholen Sie die Übung langsam 10- bis 12-mal pro Seite.

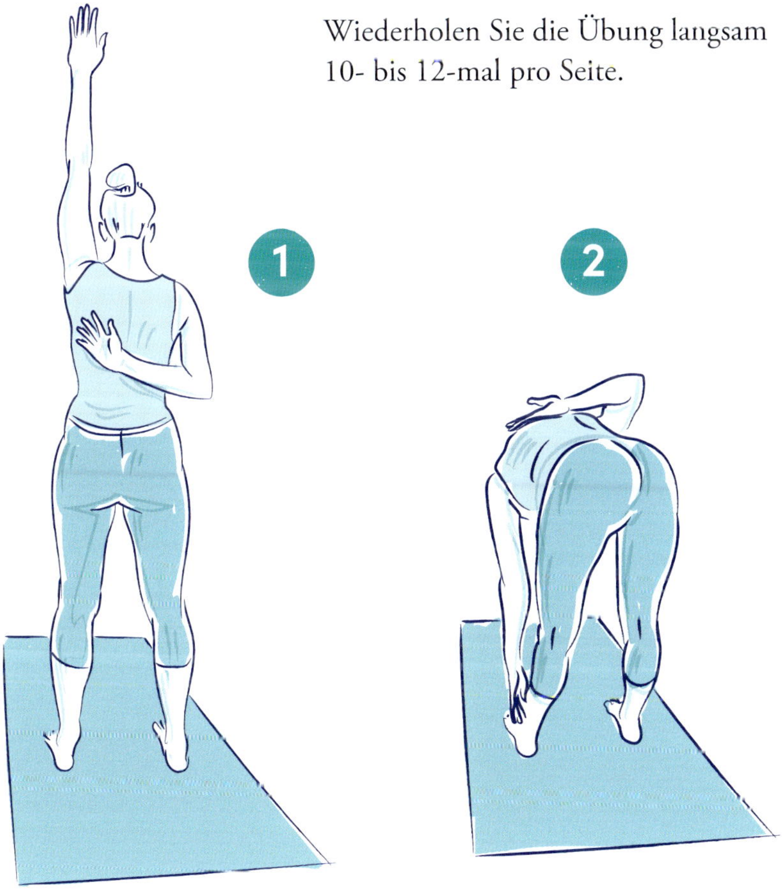

D Übung 4: Schulter dehnen 1

Stellen Sie sich an eine Wand und strecken Sie einen Arm auf Schulterhöhe aus, sodass die Hand an der Wand liegt. Drehen Sie sich nun so weit wie möglich zur Seite, sodass die Dehnung im Arm verstärkt wird (1). Als Variante können Sie den gestreckten Arm auch etwas anheben, um andere Muskel- und Faszienstränge zu dehnen (2). Es sollte eine deutliche Dehnung spürbar sein, um diese Übung effektiv ausführen zu können. Drehen Sie sich sehr behutsam und langsam sukzessive weiter.

Halten Sie die Position für 30 bis 60 Sekunden pro Seite.

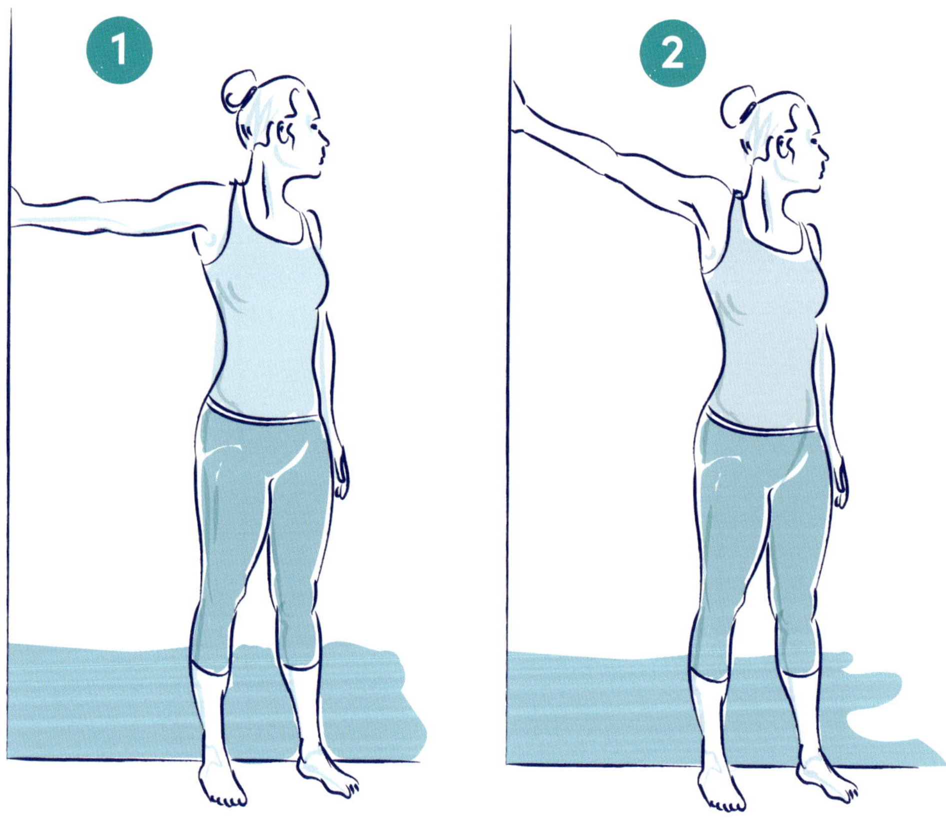

D Übung 5: Arme strecken

Stellen Sie sich aufrecht hin, die Füße sind hüftbreit auseinander. Stützen Sie sich nun in halber Vorbeuge auf einem Tisch oder einer Stuhllehne ab. Der Abstand sollte so groß gewählt werden, dass bei gestreckten Armen die Hüfte im rechten Winkel gebeugt ist. Bei Rückenschmerzen können Sie die Beine auch etwas beugen. Strecken Sie die Arme so gut es geht aus und ziehen Sie das Becken nach hinten. Das Brustbein sinkt nach unten.

Halten Sie die Position für 30 bis 60 Sekunden.

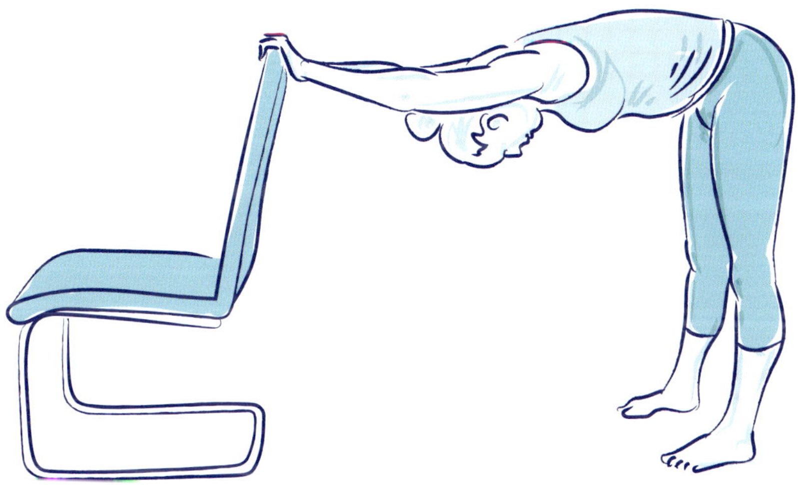

K Übung 6: Unterarme an der Wand

Stellen Sie sich aufrecht hin, die Füße sind hüftbreit auseinander. Legen Sie sich ein Handtuch an die Wand und beugen Sie die Ellbogen schulterbreit auf Schulterhöhe. Das Becken wird leicht nach hinten gezogen, die Ellbogen ziehen gefühlt nach unten. Drücken Sie nun die Unterarme gegen die Wand.

Halten Sie die Position für 30 Sekunden.

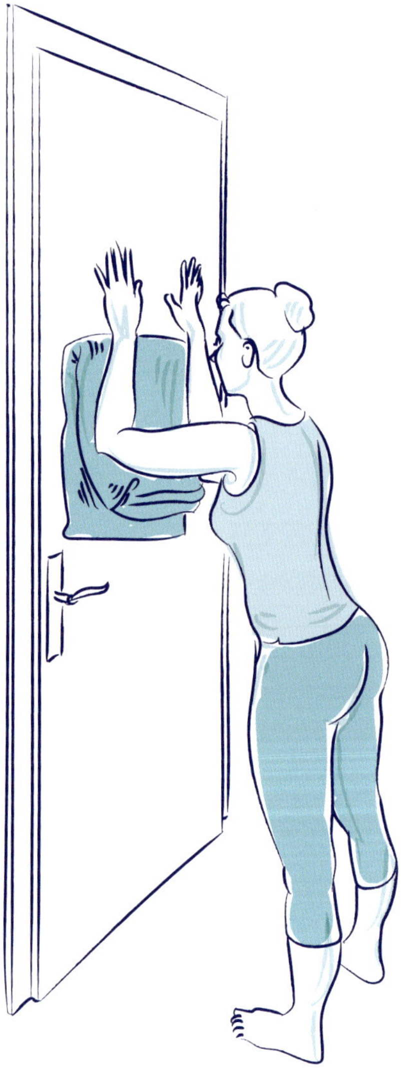

K Übung 7: Ellbogen an der Wand

Stellen Sie sich aufrecht hin, die Füße sind hüftbreit auseinander. Legen Sie einen Ellbogen auf Schulterhöhe an die Wand, sodass der Unterarm horizontal ausgerichtet ist. Die Handinnenseite zeigt nach unten. Legen Sie die andere Hand von oben darauf und drücken Sie nach unten. Mit der unteren Hand erzeugen Sie einen Gegendruck.

Halten Sie die Position für 60 Sekunden pro Seite.

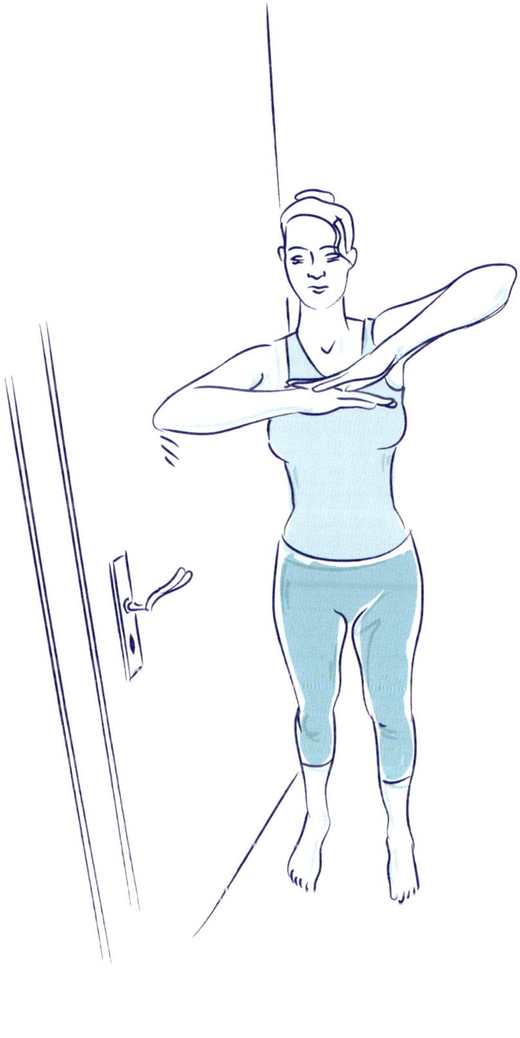

K Übung 8: Scheibenwischer

Stellen Sie sich aufrecht hin, die Füße sind hüftbreit auseinander. Legen Sie einen Unterarm auf Schulterhöhe an die Wand (1). Bewegen Sie den Arm mit dem Ausatmen langsam nach unten (2) und mit dem Einatmen wieder nach oben (1). Dabei üben Sie leichten Druck gegen die Wand aus.

Wiederholen Sie die Übung für 30 bis 60 Sekunden pro Seite.

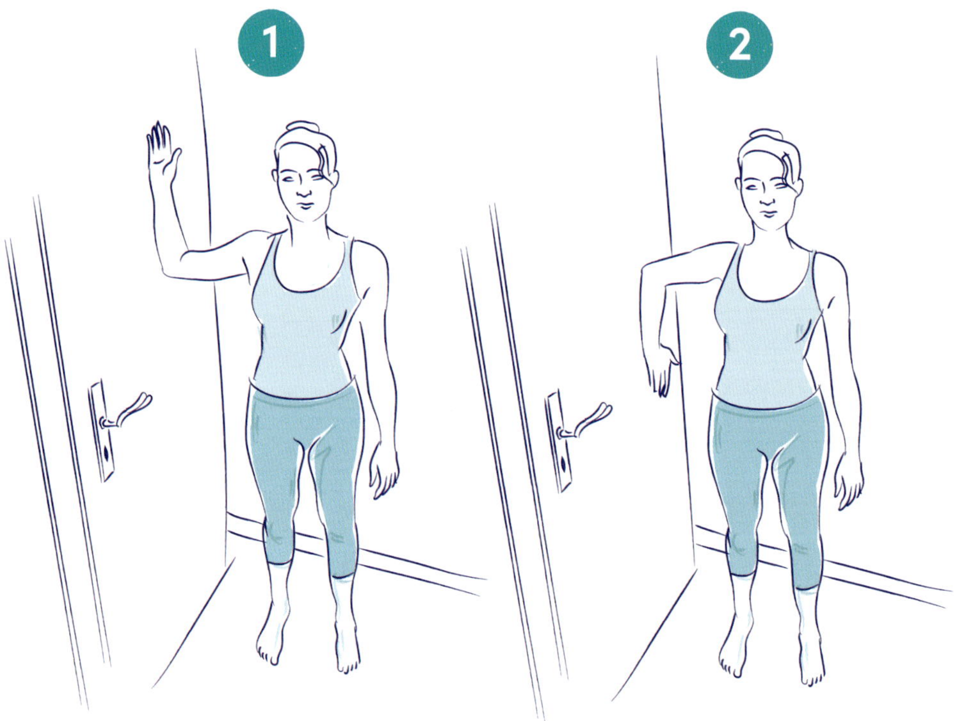

D

Übung 9: Schulter dehnen 2

Kommen Sie auf einer Matte oder Decke in den Vierfüßlerstand. Die Hände liegen anfangs schulterbreit flach auf der Unterlage auf. Die Finger zeigen gerade nach vorn. Nun platzieren Sie eine Hand etwas außerhalb der Unterlage weiter vorn schräg zur Seite (1). Jetzt kommen Sie mit dem Gesäß nach hinten, sodass der außen platzierte Arm gestreckt und vor allem dort die Dehnung deutlich spürbar wird (2). Suchen Sie nun den idealen Winkel für den seitlich gestreckten Arm (noch etwas seitlicher oder etwas mehr in Richtung Mitte), um die optimale Wirkung der Übung zu entfalten. Dort, wo Sie die meiste Dehnung spüren, bleiben Sie.

Halten Sie die Position für 30 bis 60 Sekunden pro Seite.

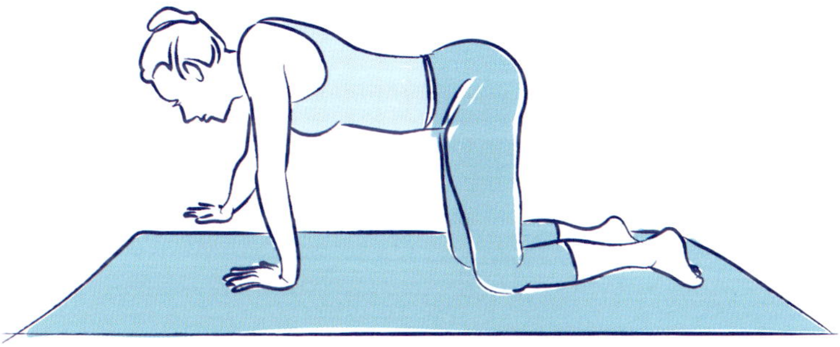

1

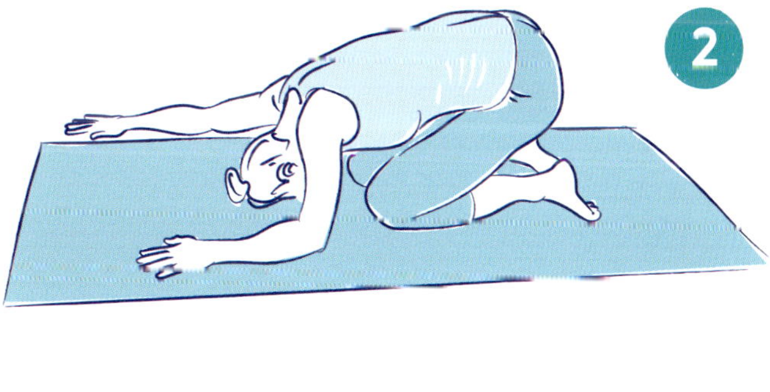

2

D Übung 10: Brustmuskeldehnung und Brustwirbelsäulenrotation

Auf den ersten Blick ist der Nutzen für die Schulter nicht gleich ersichtlich, da hier die Rotation in der oberen Wirbelsäule im Vordergrund steht. Doch benötigen wir für eine gute Beweglichkeit im Schultergelenk auch eine gut gedehnte Brustmuskulatur und als funktionellen Partner eine mobile Brustwirbelsäule.

Überkreuzen Sie in Rückenlage die Beine in der Luft, wenn es geht oberhalb der Knie. Drehen Sie sie zur Seite des Beins, das oben liegt. Ist ein Überkreuzen oberhalb der Knie nicht möglich, können Sie die Beine auch unterhalb der Knie kreuzen oder sie parallel lassen. Den gegenüberliegenden Arm strecken Sie schräg nach hinten. Dabei ist es wichtig, dass die Hand den Boden berührt. Die Schulter kann abgehoben sein. Kann kein Bodenkontakt erreicht werden, sollte der Arm weiter nach unten gebracht werden, auf Schulterhöhe. Die Dehnung werden Sie nun an mehreren Stellen spüren, vom Gesäß aufwärts bis in den Arm. Die Knie sind in dieser Position eher körpernah herangezogen, da sich sonst der untere Rücken zu stark vom Boden hebt.

Halten Sie die Position für 60 bis 90 Sekunden pro Seite.

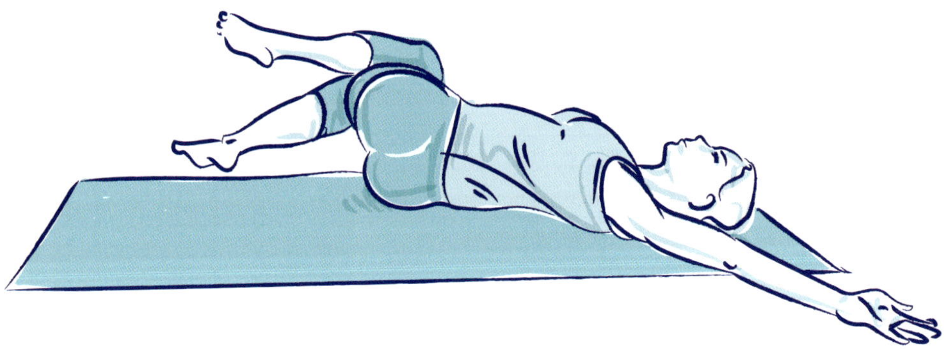

DER NACKEN

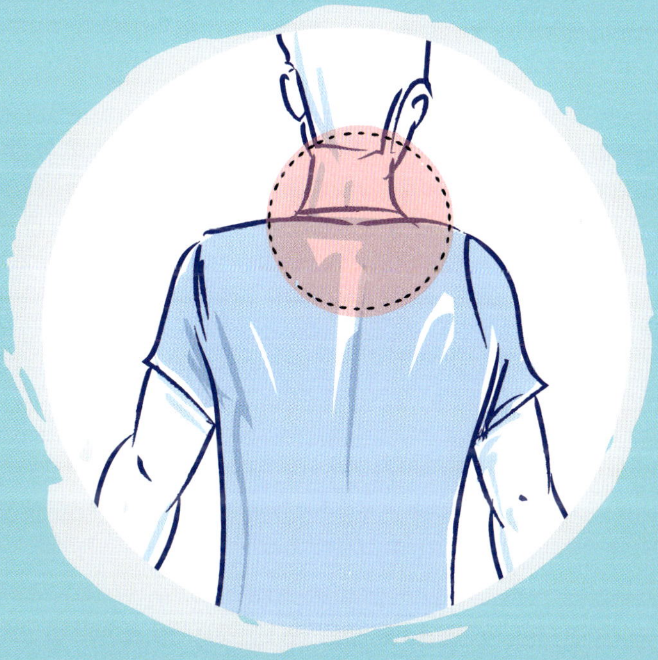

Die Halswirbelsäule ist der fragilste Teil der gesamten Wirbelsäule. Sie verfügt über die kleinsten Wirbelkörper und muss trotzdem Nerven und Gefäßen einen wichtigen Schutz bieten. Einerseits sollte die Halswirbelsäule flexibel sein, damit wir den Kopf in alle Richtungen bewegen können, andererseits sollte sie ein hohes Ausmaß an Stabilität besitzen.

Warum schmerzt der Nacken?

Die Häufigkeit von Nackenschmerzen beträgt rund 50 Prozent – d. h., dass etwa jeder Zweite bereits mindestens einmal Schmerzen im Bereich des Nackens gehabt hat. Bei 70 Prozent davon entwickeln sich leider sogar wiederholte und chronische Schmerzen.

Das Cervicalsyndrom oder HWS-Syndrom ist eine recht triviale und allgemeine Bezeichnung für Beschwerden, die den Halswirbelsäulenbereich betreffen. Typischerweise kommt es zu Verspannungen in der umliegenden Muskulatur, die in den Nacken- und manchmal auch Kopfbereich ausstrahlen können. Ein verspannter Nacken, Schmerzen im Schulter-Nacken-Bereich, eingeschränkte Beweglichkeit im Nacken bis hin zu Kribbeln in den Fingern, Schwindel und Kopfschmerzen können damit zu tun haben.

Im Kampf gegen den Rundrücken

Aus anatomischer Sicht ist es interessant zu beobachten, dass sehr viele Muskeln, die unterhalb des Nackens ihren Ausgangspunkt haben, dann Richtung Hinterkopf und Nacken nach oben ziehen. Sie kommen vom Rücken oder vom Schulterblatt und werden natürlich auch von viel Bindegewebe umgeben. Damit sind sie prädestiniert dafür, fortleitende Verspannungsschmerzen bis nach oben in den Nacken zu verursachen. Ein Muskel- oder Fasziengewebe, das unter zu großer Spannung steht, muss irgendwann diese überschüssige Spannung entladen, und das tut es nach oben in Richtung Kopf. Deswegen sind auch Spannungskopfschmerzen keine Seltenheit.

Denken wir an unsere entwicklungsgeschichtlich plötzlich komplett veränderte Körperposition, die sich von einem stehenden und sich bewegenden Menschen zu einem sitzenden und unbeweglichen Körper entwickelt hat. Da erhält gerade der Schulter-Nacken-Bereich eine neue Rolle. Bereits nach relativ kurzer Zeit fallen die Schultern im Sitzen nach vorn, und ein Rundrücken entsteht. Niemand kann eine aufrechte Position sehr lange halten, da wir, auch wenn wir es nicht immer merken, Muskeln permanent anspannen müssen, um diese Haltung zu bewahren. Also fallen wir irgendwann natürlicherweise in einen Rundrücken. Das ist normal und auch nicht das eigentliche Problem, sondern die Folge von wenig abwechslungsreichen Bewegungen. Die Schulter- und Nackenmuskeln müssen dagegen anspannen und verhärten. Der Körper kann dies sehr lange kompensieren, doch nach einer gewissen Zeit werden sich diese erhöhten Spannungen fortleiten und im Schmerz entladen. Bei dem einen früher, beim anderen später. Bei manchen kann dies zu so starken Spannungen führen, dass man sie im Schulter-Nacken-Bereich kaum noch leicht drücken oder berühren darf, bei anderen wiederum können starke Kopfschmerzen bis hin zur Migräne die Folge sein. Wiederum bei anderen können auch Schwindel oder Tinnitus ausgelöst werden. Durch eine stark verspannte Muskulatur im Nackenbereich werden auch die Nerven komprimiert, die hindurchlaufen, und es kann zu Kribbeln in den Fingern kommen.

Was ist dran an »Handy-« und »Laptop-Nacken«?

Mittlerweile ist bereits der Begriff »Handy-Nacken« in Mode gekommen. Wir verbinden damit oft das Bild eines Jugendlichen mit einem Smartphone in der Hand in völlig gekrümmter Haltung nach vorn fallend, wobei ein starker Rundrücken durch einen hängenden Kopf unterstützt wird. Im Unterschied zur Laptop-Haltung, bei der ebenfalls ein Rundrücken beobachtet werden kann, bei der wir aber den Kopf heben müssen, um auf den Bildschirm sehen zu können. Dadurch kommt es beim »Laptop-Nacken« zur Stauchung im Nacken. Diese ist besonders ungünstig und führt langfristig zu Problemen in der Halswirbelsäule sowie in den umliegenden Muskeln und Faszien.

Da der Kopf beim »Handy-Nacken« nach vorn fällt, könnten sich aufmerksame Leserinnen und Leser jetzt eventuell denken, dass ja dann die Rückseite des gesamten Körpers gedehnt wird. Und das ist auch nicht komplett falsch. Das Problem jedoch ist, dass wir hier nicht in einer aktiven Dehnung sind, sondern in einer völlig spannungslosen Haltung ohne Intensität und Fokus. Würden wir während des Blicks auf das Handy die später vorgestellten Nackenübungen machen, wäre alles wunderbar. So können Sie auch während Sie am Handy arbeiten oder lesen etwas für Ihren Körper tun. Beim Laptop oder Computer ist die Haltung und Aufrichtung entscheidend, und es ist von großer Bedeutung, dass Sie zwischendurch immer wieder aufstehen und abwechslungsreiche Bewegungen machen, beispielsweise die »Quickie-Moves für Büro und Alltag« (siehe S. 131ff.).

Spannungskopfschmerzen - vielfältig und belastend

Wer Kopfschmerzen kennt, weiß, wovon gesprochen wird. Es gibt eine ungeheure Vielzahl an verschiedenen Kopfschmerzformen sowie Auslösern und Ursachen dafür. Einen großen Anteil machen leider – oder zum Glück – die Spannungskopfschmerzen aus. Denn diese lassen sich durch Lösung der Spannung sehr gut behandeln und vermeiden. Dabei können schon kleine Änderungen und wenige, einfache Übungen große Wirkungen entfalten.

Kopfschmerzen kennen sehr viele Menschen. Bei 70 Prozent der Deutschen treten sie regelmäßig auf, bei vielen davon im Schnitt jeden zweiten Tag. Bei neun von zehn Kopfschmerzpatienten handelt es sich um Spannungskopfschmerzen oder Migräne. Auch bei Migräne kann Spannung der Auslöser sein; diese nimmt dann so überhand, dass sich ein Spannungskopfschmerz in eine Migräne verwandelt. Die gute Nachricht ist: Sind Verspannungen die Ursache, können sie gezielt mit Übungen gebessert werden!

Haben sich Muskeln so verhärtet, dass sie Kopfschmerzen auslösen, sind Bewegung und Dehnung Trumpf. Die meisten Muskeln ziehen nach oben in Richtung Nacken und sorgen dort bei fortleitender Spannungsausstrahlung für den klassischen episodischen Spannungskopfschmerz. Kurzfristig können Schmerzmittel natürlich Abhilfe schaffen – mittel- und langfristig lösen sie das Problem jedoch nicht. Denn die Spannung muss reduziert werden. Und das geht nur mit Übungen und einer richtigen Körperhaltung bei Belastungen, die auf den Nackenbereich treffen.

Beispiel aus der Praxis
Mit Übungen zur Schmerzfreiheit zurückfinden

Als Fotograf muss Thomas J. häufig schwere Taschen tragen und die Kamera halten – zusätzlich sitzt er noch vor dem Computer, um die Fotos zu bearbeiten. Das hat bei ihm zu starken Nacken- und Kopfschmerzen geführt. Der 60-Jährige möchte noch ein paar Jahre arbeiten, fühlt sich aber immer weniger fit, denn seine Lebens- und Arbeitsqualität leidet unter seinen Spannungsschmerzen. Die haben seit einigen Monaten sehr zugenommen; gelegentliche Massagen helfen ihm kurzzeitig, lösen das Problem aber nicht.

So suchte Thomas J. mich auf und erzählte mir von seinen Beschwerden. »Ein sehr häufiges Beschwerdebild, das ich mehrmals die Woche in meiner Arztpraxis sehe«, entgegnete ich. Als ich den Bereich zwischen Nacken und Schultern berührte, schreckte mein Patient zusammen. Selbst diese leichte Berührung tat ihm schon weh. »Sie sind komplett verspannt, daher auch die Kopfschmerzen.« Selbst Schmerzmittel halfen mittlerweile nicht mehr.

Wir vereinbarten, dass er seinen aktuellen Auftrag noch beenden, sich für kurze Zeit eine Assistentin nehmen und auf schwere Trage- sowie Haltetätigkeiten für zwei bis drei Wochen verzichten sollte. Parallel dazu gab ich dem Fotografen drei Nackendehnungsübungen mit, die er zweimal täglich machen sollte. Unterstützt wurde das Ganze anfänglich noch mit Massagen und Physiotherapie. Bereits nach wenigen Tagen merkte Thomas J., dass die Grundspannung nachließ – da wurde ihm überhaupt erst bewusst, welches Ausmaß Schmerzen und Verspannungen tatsächlich erreicht hatten. Nach zwei Wochen täglichem Üben konnte Thomas J. bereits wieder auf Schmerzmittel verzichten.

Nach drei Monaten konnte er mit der Assistentin vereinbaren, sie immer wieder gelegentlich zu buchen. Seine Taschen trägt er heute wieder teilweise selbst. Er plant in seinem Berufsalltag ganz bewusst Pausen ein, um seine Nackenübungen zu machen. Der Kopfschmerz ist noch nicht ganz weg, aber auf ein erträgliches Maß gesunken. Thomas J. bleibt weiterhin dran und hat für sich einen Weg gefunden, seinen geliebten Beruf weiter ausüben zu können.

Testen Sie Ihre Nackenbeweglichkeit

Setzen Sie sich aufrecht hin und drehen Sie den Kopf zu einer Seite, so weit es geht. Die Bewegung sollte locker, ohne Zug, Druck oder Hilfe von Händen ausgeführt werden. In der Endposition beugen Sie den Kopf nun nach unten, sodass sich das Kinn in Richtung Schlüsselbein bewegt. Auf keinen Fall darf dabei eine der beiden Schultern angehoben werden. Dieser Test vereint sowohl die Rotations- als auch Flexionskomponente in der Halswirbelsäule, zwei der wichtigsten Bewegungen für den Nacken. Die Bewegung sollte schmerzfrei auf beiden Seiten ausgeführt werden können.

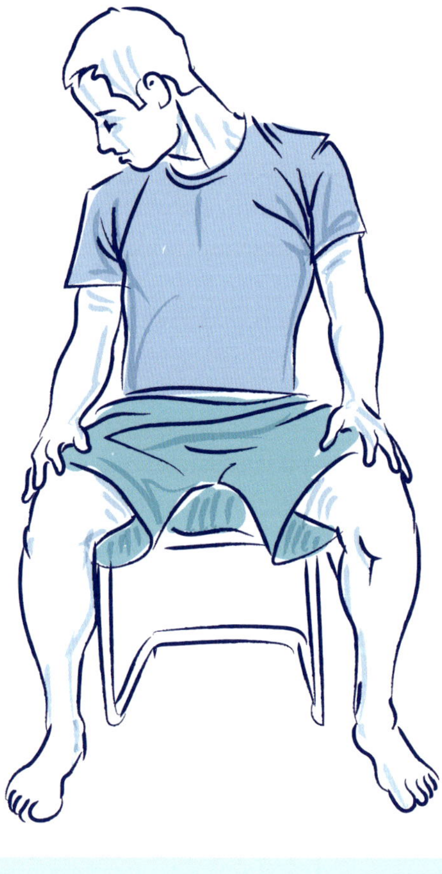

Punktevergabe

Das Kinn berührt das Schlüsselbein **4 Punkte**
Der Abstand zwischen Kinn und Schlüsselbein beträgt einen Fingerbreit **3 Punkte**
Der Abstand zwischen Kinn und Schlüsselbein beträgt zwei Fingerbreit **2 Punkte**
Der Abstand zwischen Kinn und Schlüsselbein beträgt mehr als zwei Fingerbreit **1 Punkt**
Sie verspüren während der Bewegung Schmerzen – hier sollte die Übung abgebrochen und ein Arzt zur weiteren Abklärung aufgesucht werden **0 Punkte**

Auswertung

7–8 Punkte: sehr gute Nackenbeweglichkeit
5–6 Punkte: gute Nackenbeweglichkeit
3–4 Punkte: eingeschränkte Nackenbeweglichkeit
0–2 Punkte: stark eingeschränkte Nackenbeweglichkeit

Hinweis

Natürlich müssen hier individuell noch etwaige Seitenunterschiede berücksichtigt und bewertet werden. Ist eine Seite stärker eingeschränkt als die andere, ist auf dieser Seite der Bedarf an Übungen natürlich auch größer. Das bedeutet, dass Sie auf der Seite, auf der Sie stärker eingeschränkt sind, etwa vier Wiederholungen mehr machen oder 10 bis 20 Sekunden länger in der Dehnungsposition verbleiben sollten, um das Ungleichgewicht auszubessern. Trotzdem sollte die bessere Seite nicht vernachlässigt und ebenso geübt werden.

Übungsempfehlungen

Nun haben Sie Ihre Nackenbeweglichkeit getestet und vielleicht sogar ein überraschendes Ergebnis erhalten. Seien Sie aber ehrlich zu sich selbst in der Bewertung, denn jedes Ergebnis ist in Ordnung und lässt Sie dort starten, wo Sie sich im Moment befinden.

Ist Ihre Nackenbeweglichkeit stark eingeschränkt (0–2 Punkte), sollten Sie vor allem bei Schmerzen eine Arztpraxis aufsuchen und klären, ob hier vielleicht eine Ursache dahintersteckt, die medizinisch behandelt gehört. Dennoch können Sie bei Schmerzfreiheit gleich mit den Übungen 3, 4 und 5 beginnen und die Anzahl wöchentlich steigern. Dazwischen können Sie gern immer wieder den Test zur Nackenbeweglichkeit durchführen, um Ihren Erfolg zu beobachten. Aber seien Sie geduldig: Schrittweises Steigern und Regelmäßigkeit sind auch hier die Wunderwaffen!

Ist Ihre Nackenbeweglichkeit eingeschränkt (3–4 Punkte), absolvieren Sie die Übungen 1, 3, 4, und 5 aus dem folgenden Nackenprogramm und steigern die Anzahl wöchentlich. Dazwischen können Sie gern immer wieder den Test zur Nackenbeweglichkeit durchführen, um Ihren Erfolg zu beobachten. Aber seien Sie geduldig: Schrittweises Steigern und Regelmäßigkeit sind die Wunderwaffen!

Haben Sie eine gute (5–6 Punkte) oder sehr gute (7–8 Punkte) Nackenbeweglichkeit, gratuliere ich Ihnen zu diesem Erfolg! Das Ergebnis ist jedoch kein Freibrief, in die Bewegungsarmut zu verfallen, und schon gar keine Garantie, dass es bei Ihnen nie zu Problemen im Nackenbereich kommen kann. Doch im Moment haben Sie gute Voraussetzungen und können das gesamte folgende Nackenprogramm präventiv durchüben!

Praktische Übungen bei Beschwerden im Nacken

Wir wissen bereits, dass viele Muskeln nach oben ziehen in Richtung Nacken. Sie kommen von der Seite wie z. B. der Kapuzen- oder Trapezmuskel. Dieser erzeugt vor allem im oberen Anteil zwischen Halswirbelsäule und Schulter Spannungen und Schmerzen. Sie kommen von schräg unten wie z. B. der Schulterblattheber. Dieser zieht nach oben hinter das Ohr. Die Rückenstrecker ziehen gerade nach oben, der Kopfwender zieht hinter das Ohr. So gibt es noch viele Muskeln mehr, die alle das Potenzial haben, bei einseitiger Haltung oder wenig abwechslungsreicher Bewegung eine erhöhte Spannung zu entfalten. Dies kann mit den folgenden Übungen verbessert oder präventiv auch verhindert werden. Da es sich meist um ein Problem von erhöhter Spannung handelt, sind es auch primär Dehnungsübungen, die das Mittel der Wahl darstellen.

D Übung 1: Aushängen lassen

Stellen Sie sich aufrecht hin, die Füße sind hüftbreit auseinander. Greifen Sie zu den Ellbogen und lassen Sie sich locker nach vorn fallen. Die Knie können leicht gebeugt sein. Wichtig ist, dass der gesamte Schulter- und Nackenbereich locker hängen gelassen werden kann. Speziell der Kopf wird manchmal unbewusst angehoben. Achtung bei unbehandeltem Bluthochdruck oder Herzerkrankungen, Migräne oder erhöhtem Augeninnendruck: Hier sollte eine Vorbeuge nur kurz gehalten werden. Schwindel oder Schmerz ist ein Zeichen, diese Übung nicht durchzuführen!

Halten Sie die Position für 30 bis 60 Sekunden.

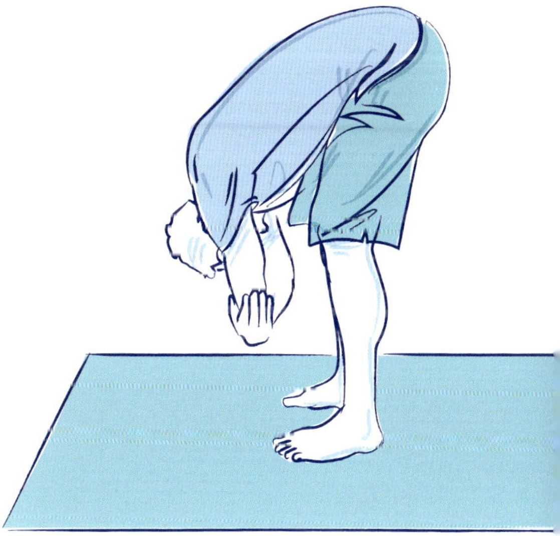

D Übung 2: Nacken und Schulterblätter

Diese Übung ist sehr effektiv für den Nacken und die Schulterblätter. Vor allem im oberen Bereich des Oberkörpers ziehen viele wichtige Muskeln nach oben in Richtung Nacken und lösen dort oft zu viel Spannung und manchmal auch Schmerz aus.

Knien Sie sich hin und legen Sie die gebeugten Ellbogen auf einen Stuhl oder Sessel. Der Kopf liegt nicht am Stuhl auf, sondern befindet sich davor. Nun bringen Sie die Handinnenflächen zusammen und bewegen die Hände so gut es geht nach hinten. Kopf und Brustbein können entspannt nach unten sinken.

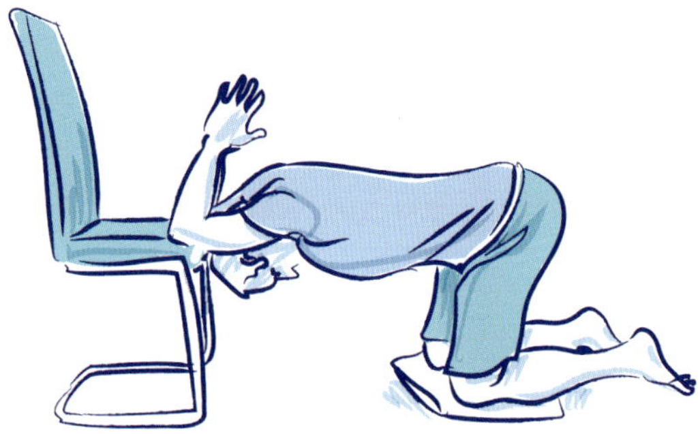

Halten Sie die Position für 30 bis 60 Sekunden.

D Übung 3: Nacken gerade dehnen

Greifen Sie im Sitzen mit den Händen hinter dem Kopf zusammen, die Ellbogen zeigen nach vorn. Beugen Sie nun den Kopf nach vorn, wobei die Ellbogen nach vorn ziehen. Ein noch angenehmer Dehnungsschmerz auf der Rückseite des Kopfes ist erwünscht. Achtung bei unbehandeltem Bluthochdruck oder Herzerkrankungen, Migräne oder erhöhtem Augeninnendruck: Hier sollte eine Vorbeuge nur kurz gehalten werden. Schwindel oder Schmerz ist ein Zeichen, diese Übung nicht durchzuführen!

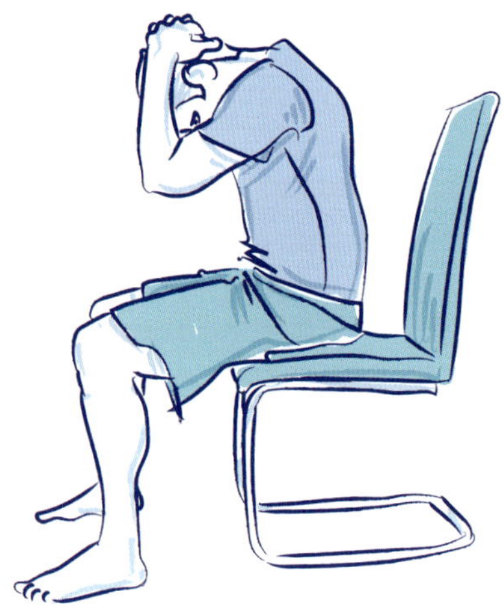

Halten Sie die Position für 30 bis 60 Sekunden.

D Übung 4: Nacken seitlich dehnen

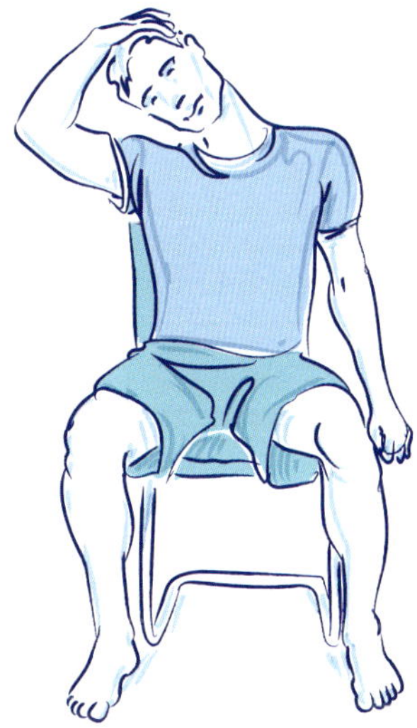

Mit einer Hand bilden Sie im Sitzen eine Faust. Diese dient dazu, dass sich die Schulter nicht hebt und Sie gefühlt ein leichtes Gewicht nach unten neben sich hängen haben. Mit der anderen Hand greifen Sie über den Kopf zur gegenüberliegenden Seite des Kopfes und beugen ihn zur Seite. Am Anfang liegt die Hand nur auf, sukzessive können Sie einen leichten Zug damit ausüben, um die Dehnung zu intensivieren. Das Dehnungsgefühl zwischen Schulter und Nacken sollte zu jeder Zeit noch angenehm sein.

Halten Sie die Position für 30 bis 60 Sekunden pro Seite.

D Übung 5: Nacken schräg dehnen

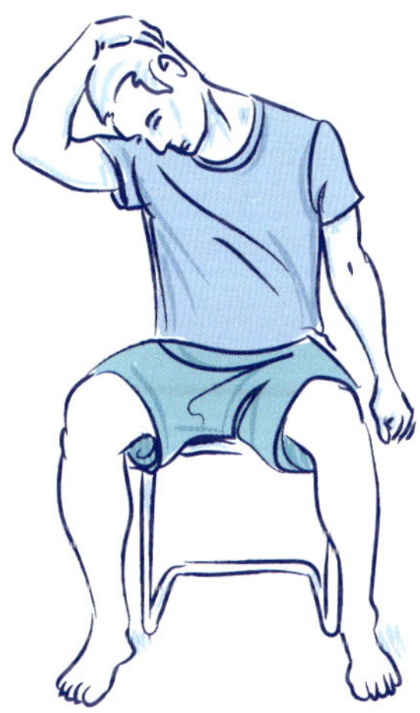

Mit einer Hand bilden Sie im Sitzen wieder eine Faust. Diese dient erneut dazu, dass sich die Schulter nicht hebt und Sie gefühlt ein leichtes Gewicht nach unten neben sich hängen haben. Mit der anderen Hand greifen Sie über den Kopf zur gegenüberliegenden Seite des Hinterkopfes und beugen ihn schräg nach vorn in Richtung Knie. Am Anfang liegt die Hand nur auf, sukzessive können Sie einen leichten Zug damit ausüben, um die Dehnung zu intensivieren. Das Dehnungsgefühl zwischen Schulterblatt und Wirbelsaule unterhalb des Nackens sollte zu jeder Zeit noch angenehm sein.

Halten Sie die Position für 30 bis 60 Sekunden pro Seite.

KURZPROGRAMM FÜR SOFA-KARTOFFELN UND BEWEGUNGSALLERGIKER

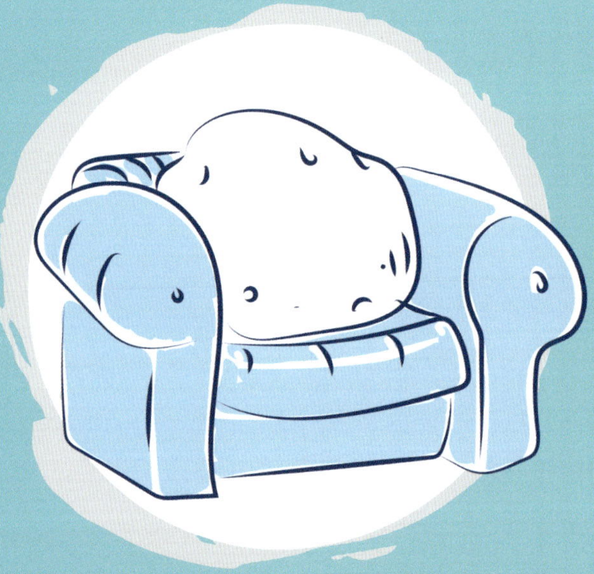

Vielleicht sitzen Sie berufsbedingt sehr viel, arbeiten rund um die Uhr und haben dann einfach keine Lust mehr, sich aufzuraffen? Das ist menschlich, vollkommen nachvollziehbar und mit Sicherheit alles andere als ein Einzelschicksal. In diesem Kapitel habe ich einige wenige Übungen ausgewählt, die den gesamten Bewegungsapparat, von oben bis unten, abdecken.

Der erste Schritt ist der wichtigste – und schwerste

Dies ist eines meiner Lieblingskapitel! Denn es betrifft uns alle, manche mehr, manche weniger. Da der Mensch von Natur aus nur das macht, was wirklich nötig ist, suchen viele Patientinnen und Patienten auch erst dann eine Arztpraxis auf, wenn es zu Schmerzen kommt. Grundsätzlich ist dagegen auch nicht viel zu sagen, aber viele unangenehme Beschwerden wären mit ein paar einfachen Maßnahmen zu vermeiden oder zumindest zu lindern. Schwere körperliche Arbeit ist die eine Sache und für viele Menschen Existenzgrundlage. Keine oder wenig abwechslungsreiche Bewegung entspricht unserer verständlichen Freude an Bequemlichkeit. Deswegen habe ich dieses Kapitel allen »Sofa-Kartoffeln«, Bewegungsallergikern und Sesselklebern gewidmet. Mir ist die Provokation, die mit diesen Begriffen verbunden ist, durchaus bewusst – ich benutze sie, um Sie ein wenig aus der Reserve zu locken. Oft fällt es Menschen, die mit Bewegung (es muss ja nicht mal Sport sein) nicht gerade per du sind, schwer, den ersten Schritt in die Bewegung zu finden.

Mit den folgenden Übungen fällt Ihnen dies leichter. Sie sind nicht speziell auf den Rücken, die Schultern oder den Nacken ausgerichtet – wenn Sie spezifische Probleme in diesen Regionen haben, empfehle ich Ihnen die jeweiligen Kapitel dazu. Hier ist es das Ziel, den gesamten Körper in Bewegung und in die Mobilisation zu bringen. Dehnungs- und Kräftigungssequenzen wechseln sich ab.

Ich habe für Sie fünf Übungen zusammengestellt, die von fast jedem Menschen ausgeführt werden können. Der Schwierigkeitsgrad ist nicht allzu hoch, dafür ist der Effektivitätsgrad umso höher. Starten Sie mit einer Übung pro Tag. Schon bald kommen Sie auf den Geschmack, und es können dann schnell mal mehrere Übungen werden. Ich wünsche Ihnen in jedem Fall viel Freude an der Bewegung. Das Schöne ist, dass bereits nach kurzer Zeit signifikante Fortschritte in der Beweglichkeit und im Wohlbefinden festzustellen sind. Das Buch haben Sie bereits erworben, jetzt geht es um die Umsetzung. Wir starten mit kleinen Schritten, denn der Beginn stellt wie gesagt sicherlich die größte Herausforderung dar.

K+D Übung 1: Rücken strecken und beugen

Diese Übung verbindet sowohl Kraft als auch Dehnung im unteren Rücken. Stellen Sie sich aufrecht hin, die Füße sind hüftbreit auseinander. Kommen Sie nun mit leicht gebeugten Knien zur Hälfte in die Vorbeuge und strecken Sie die Arme gerade nach vorn. Dabei atmen Sie ein (1). Beim Ausatmen kommen Sie ganz nach unten, so weit es geht (2). Wichtig ist, dass Sie mit den Händen Kontakt haben, entweder zu den Schienbeinen, zu den Füßen oder zum Boden. Mit dem Einatmen kommen Sie wieder zur Hälfte nach oben und wiederholen die Bewegungen. Über die gesamte Zeit der Übung sind die Beine leicht gebeugt. Haben Sie starke Rückenschmerzen, beugen Sie die Beine stärker.

Wiederholen Sie die Übung langsam 10- bis 12-mal. Am Ende bleiben Sie für etwa 30 Sekunden in der Vorbeuge ganz unten.

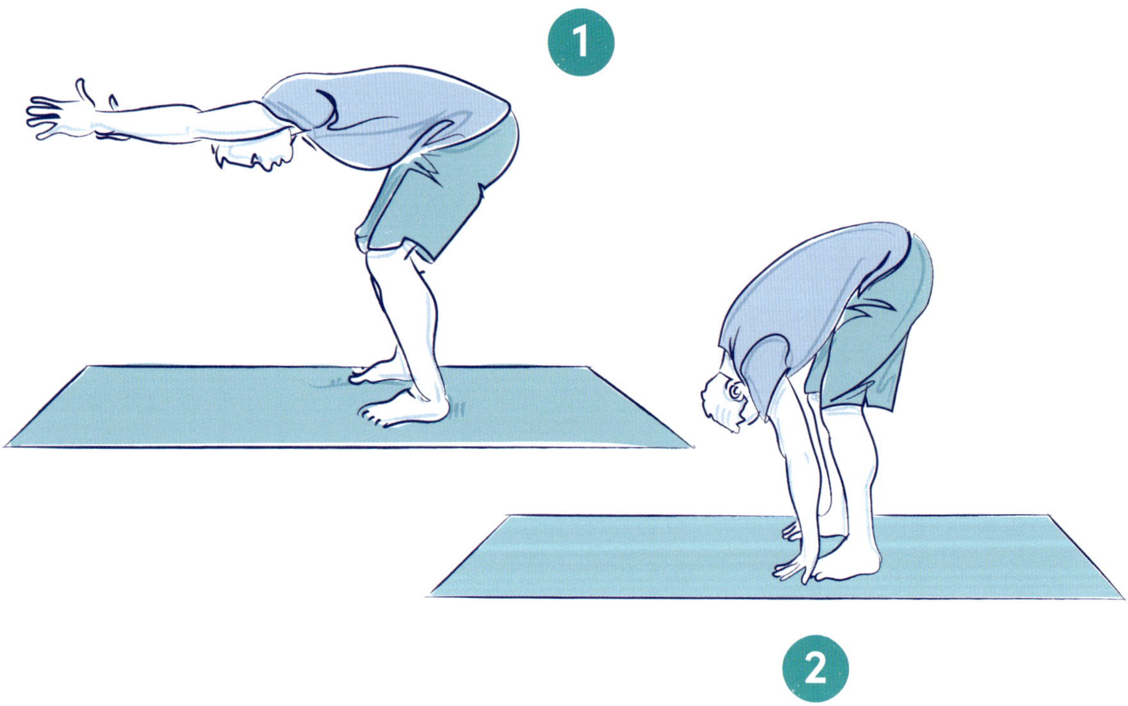

K Übung 2: Balance

Stellen Sie sich aufrecht hin, die Füße sind hüftbreit auseinander. Heben Sie ein Bein an, sodass Knie und Hüfte im rechten Winkel gebeugt sind. Dabei strecken Sie die Arme nach oben und atmen ein (1). Beim Ausatmen greifen Sie mit den Händen zum gebeugten Knie (2). Achten Sie darauf, dass das Knie immer oben bleibt und nicht absinkt. Sie können sich bei dieser Übung auch festhalten oder an eine Wand stellen. Das gibt Sicherheit in der Balance.

Wiederholen Sie die Übung langsam 10- bis 12-mal auf der einen Seite, dann 10- bis 12-mal auf der anderen Seite.

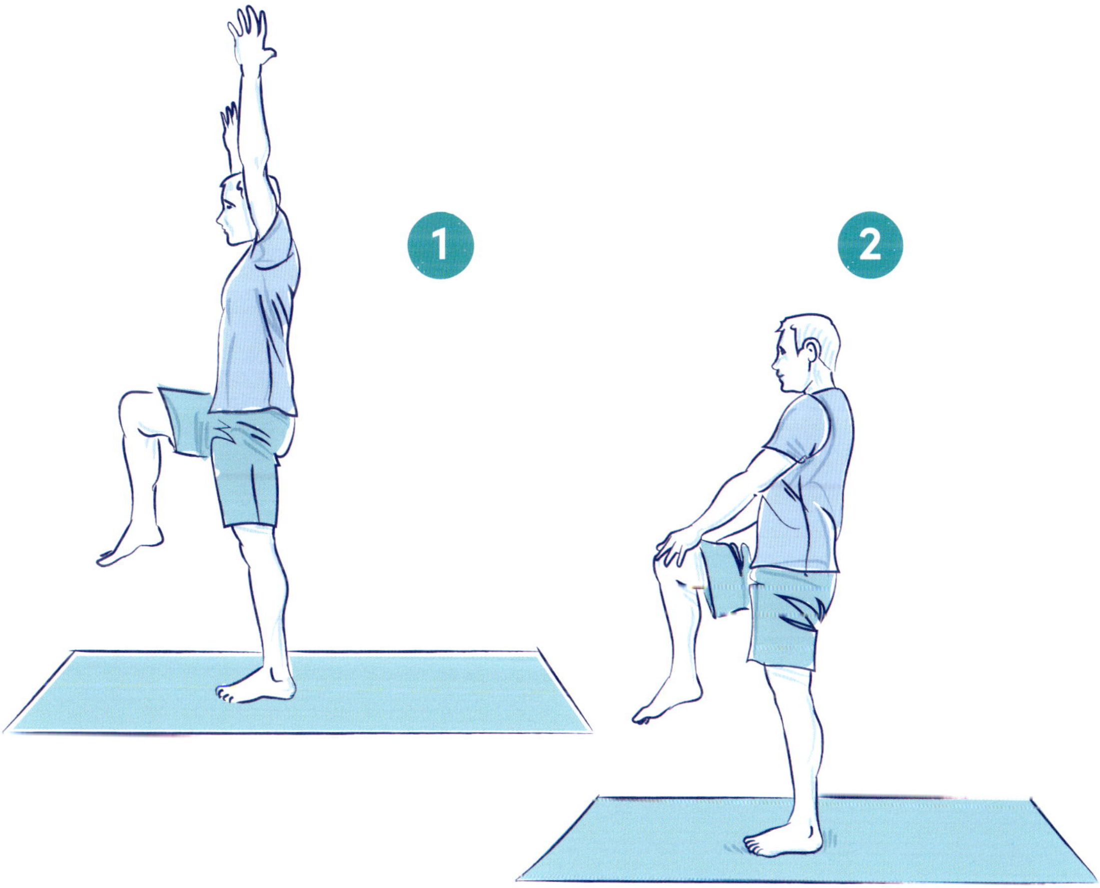

K+D Übung 3: Vorderseite dehnen

Stellen Sie sich mit etwa einer Fußlänge Abstand mit dem Rücken vor eine Wand und öffnen Sie die Beine hüftbreit. Heben Sie nun die Fersen so weit wie möglich vom Boden ab und strecken Sie die Arme nach oben. Machen Sie dann eine leichte Rückbeuge, sodass nur die Fingerspitzen die Wand berühren. Sie stützen sich dabei mit den Händen nicht ab. Den Kopf können Sie entsprechend der Öffnung auf der Körpervorderseite leicht heben.

Halten Sie die Position für 30 Sekunden.

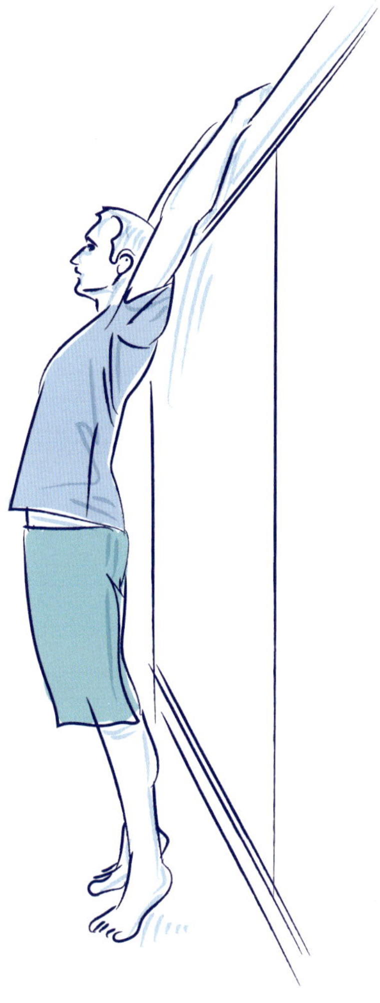

K+D Übung 4: Rücken mobilisieren 1

Im Vierfüßlerstand strecken Sie beim Einatmen den Rücken, indem Sie das Brustbein nach unten und vorn sinken lassen und den Kopf leicht heben (1). Sinken Sie nicht in ein übermäßiges Hohlkreuz. Hier soll primär Kräftigung und Stabilität geübt werden. Beim Ausatmen machen Sie einen schönen runden Rücken, auch im unteren Lendenwirbelbereich und im Nacken (2). Damit wird die Wirbelsäule in jeder Region gebeugt und somit die gesamte Rückseite des Oberkörpers gedehnt.

Wiederholen Sie die Übung langsam 10- bis 12-mal.

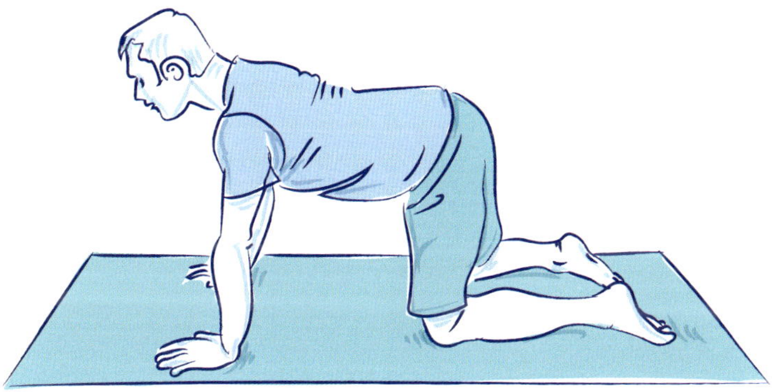

1

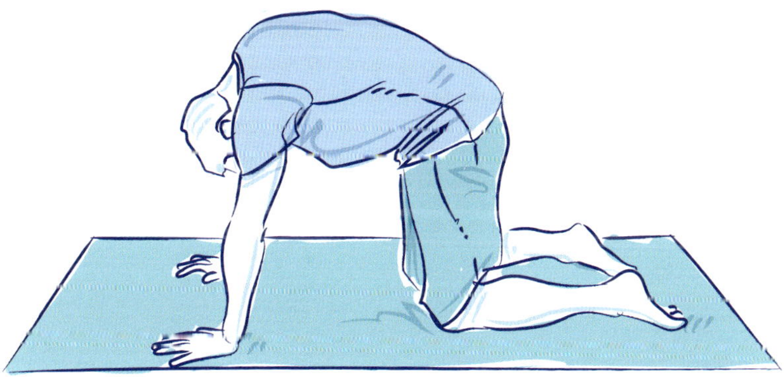

2

D Übung 5: Drehung zur Seite

Beugen Sie in Rückenlage die Beine in der Luft im rechten Winkel. Fällt Ihnen das schwer, können Sie als Variante die Beine auch aufgestellt lassen. Die Arme sind auf Schulterhöhe zur Seite ausgestreckt (1). Lassen Sie nun langsam die Beine zu einer Seite sinken und, wenn das im Nacken beschwerdefrei geht, drehen Sie dabei den Kopf zur Gegenseite (2). Mit der Einatmung kommen Sie wieder nach oben zur Mitte zurück und ausatmend drehen Sie sich zur anderen Seite. Die Hände sollten in der Drehung jederzeit Kontakt zum Boden haben.

Wiederholen Sie die Übung langsam 10- bis 12-mal pro Seite.

1

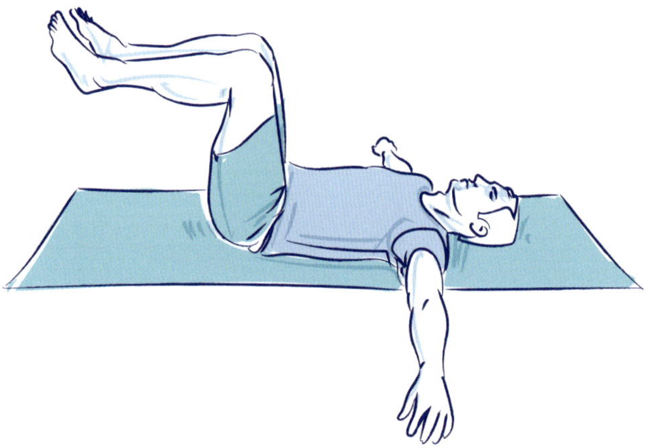

2

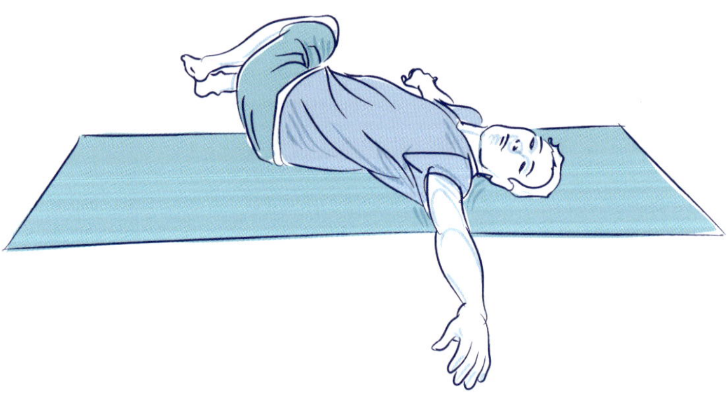

»QUICKIE-MOVES«

FÜR BÜRO UND ALLTAG

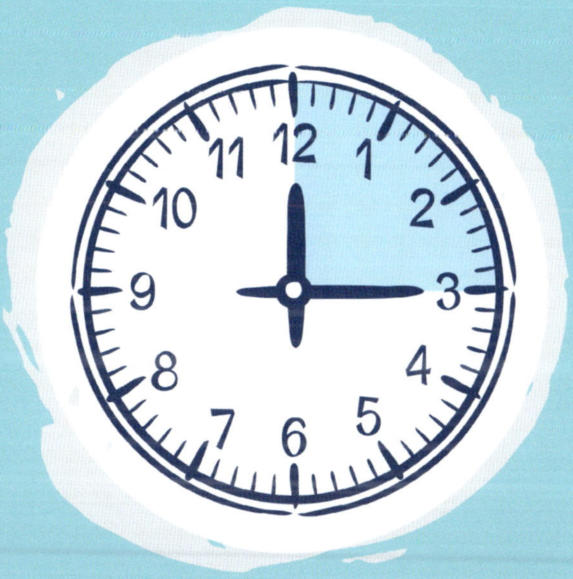

Sie haben wenig Zeit für Sport und Übungen und möchten trotzdem ein bisschen in Bewegung bleiben oder kommen? Dazu habe ich für Sie fünf Übungen für den Alltag zusammengestellt, die Sie jederzeit, auch im Büro zwischendurch, wunderbar unterbringen können. Probieren Sie es aus – man glaubt es kaum, schon sehr wenig kann einen großen Unterschied machen!

D Übung 1: Schulteröffnung

Stellen Sie sich aufrecht hin, die Füße sind hüftbreit auseinander. Führen Sie die Arme nach hinten und verschränken Sie die Finger. Die Handrücken zeigen dabei nach außen. Alternativ können Sie auch zum Unterarm greifen. Beim Einatmen strecken Sie sich nach hinten und drücken auch die Hände nach hinten und unten (1). Beim Ausatmen beugen Sie sich nach vorn (2). Achtung bei unbehandeltem Bluthochdruck oder Herzerkrankungen, Migräne oder erhöhtem Augeninnendruck: Hier sollte eine Vorbeuge nur kurz gehalten werden. Schwindel oder Schmerz ist ein Zeichen, die Übung nicht durchzuführen!

Wiederholen Sie die Übung langsam 10- bis 12-mal. Am Ende halten Sie die Vorbeuge für etwa 30 Sekunden.

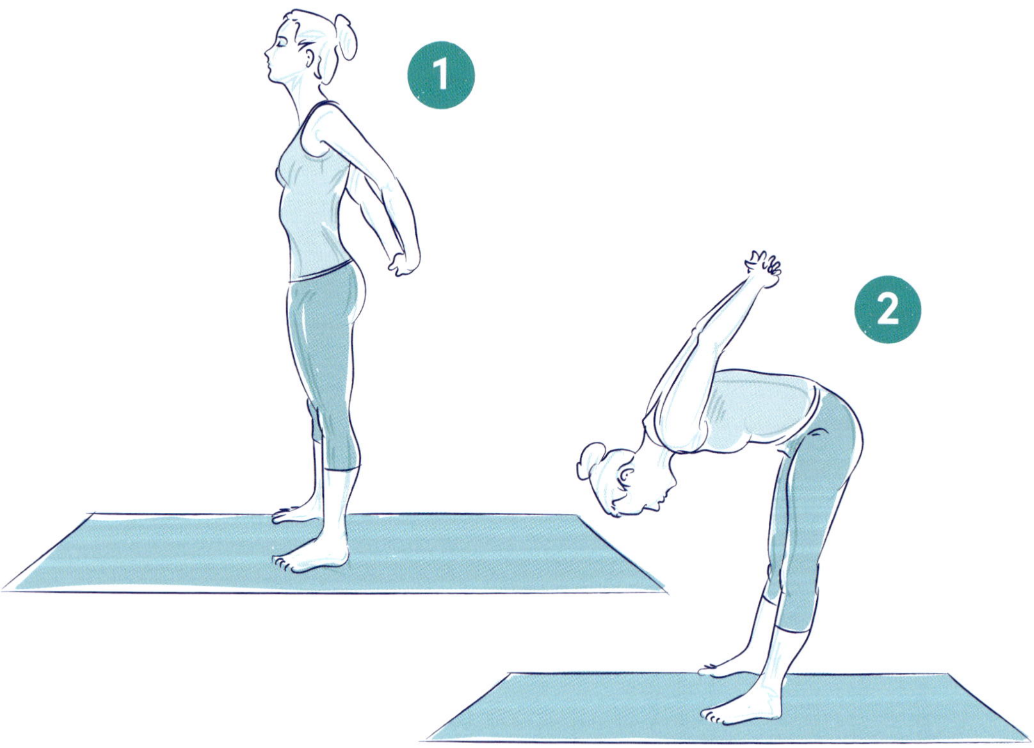

D Übung 2: Rückbeuge auf einem Stuhl

Auf einem Stuhl sitzend strecken Sie die Arme schulterbreit nach hinten und lassen sich bestmöglich nach hinten fallen. Sie können dabei mit der Höhe der Stuhllehne spielen, indem Sie auf dem Stuhl vor- und zurückrutschen. Auf diese Weise können Sie unterschiedliche Höhen und Regionen in der Brustwirbelsäule mobilisieren.

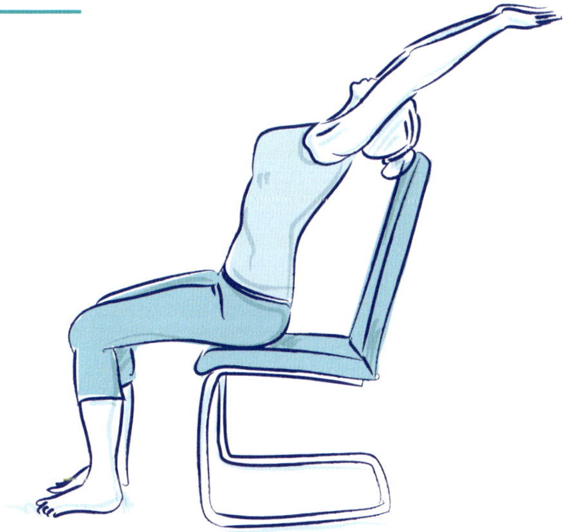

Halten Sie die Position für 30 bis 60 Sekunden pro Variante.

D Übung 3: Vorbeuge im Sitzen

Öffnen Sie im Sitzen die Knie und lassen Sie sich langsam nach vorn fallen. Ein runder Rücken ist nun gewünscht, da hier die Dehnung auf der Rückseite begünstigt wird. Auch den Nacken lassen Sie locker. Achtung bei unbehandeltem Bluthochdruck oder Herzerkrankungen, Migräne oder erhöhtem Augeninnendruck: Hier sollte eine Vorbeuge nur kurz gehalten werden. Schwindel oder Schmerz ist ein Zeichen, diese Übung nicht durchzuführen!

Halten Sie die Position für 30 Sekunden.

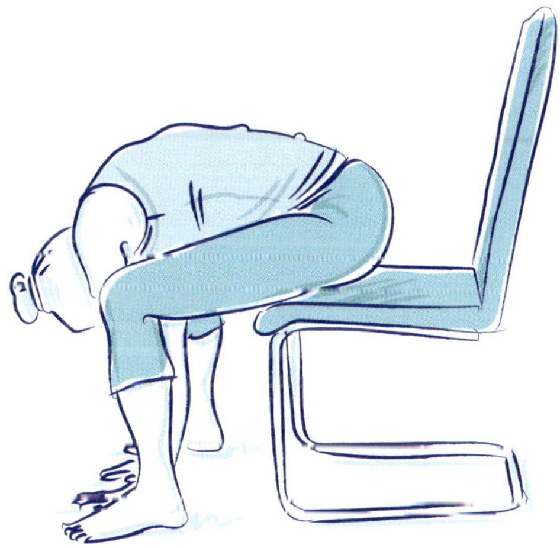

D Übung 4: Gesäßmuskel dehnen

Legen Sie im Sitzen einen Fuß über das andere Bein, der Knöchel sollte dabei nicht auf dem Bein aufliegen (1). Zeigt das Knie zu sehr nach oben, können Sie den Fuß des unteren Beins weiter nach vorn bringen. So geht es einfacher (2).

Nur wenn der Oberkörper aufrecht ist und bleibt, ist diese Übung effektiv, da die Dehnung im Gesäß deutlich spürbar wird. Wenn möglich, kommen Sie nun langsam und schrittweise (ca. alle 10 Sekunden) mit aufrechter Wirbelsäule immer mehr nach vorn. Das verstärkt die Dehnung. Es sollte ein deutlicher Dehnungsschmerz spürbar sein.

Halten Sie die Position insgesamt 60 bis 90 Sekunden pro Seite bei schrittweisem Tiefergehen.

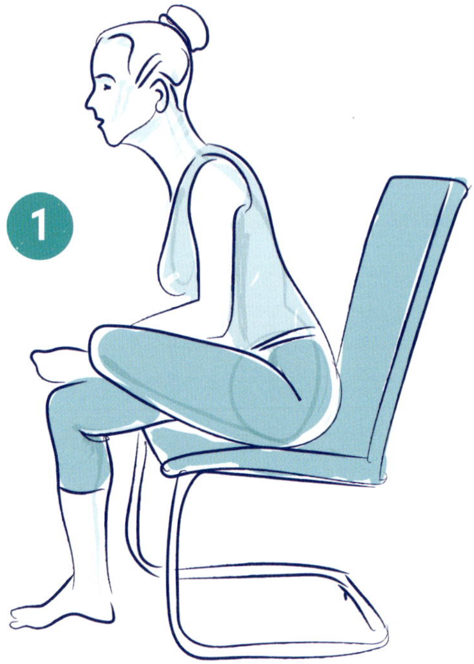

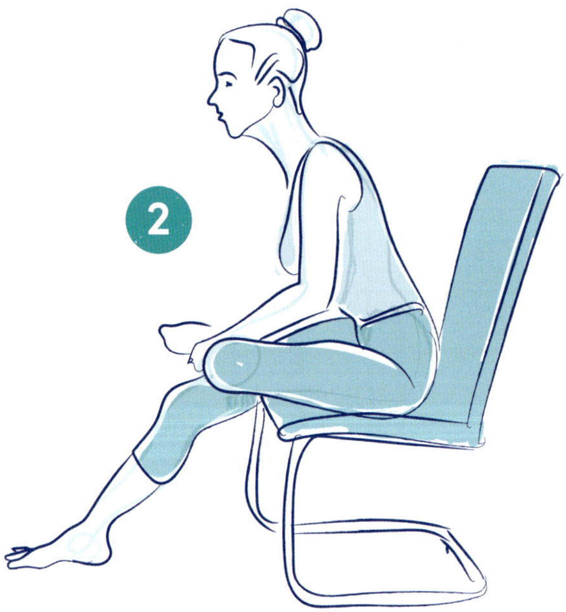

D Übung 5: Nacken seitlich dehnen

Mit einer Hand bilden Sie im Sitzen eine Faust. Diese dient dazu, dass sich die Schulter nicht hebt und Sie gefühlt ein leichtes Gewicht nach unten neben sich hängen haben. Mit der anderen Hand greifen Sie zur gegenüberliegenden Seite des Kopfes und beugen diesen zur Seite. Am Anfang liegt die Hand nur auf, sukzessive können Sie einen leichten Zug damit ausüben, um die Dehnung zu intensivieren. Das Dehnungsgefühl zwischen Schulter und Nacken sollte zu jeder Zeit noch angenehm sein.

Halten Sie die Position für 30 bis 60 Sekunden pro Seite.

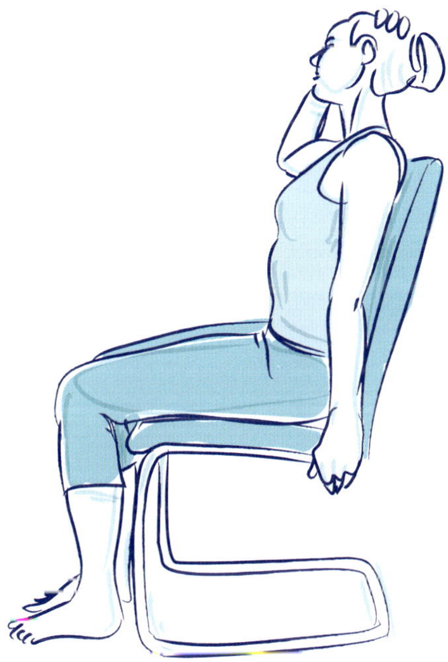

MINI-ALLROUND-PROGRAMM

FÜR JEDEN TAG

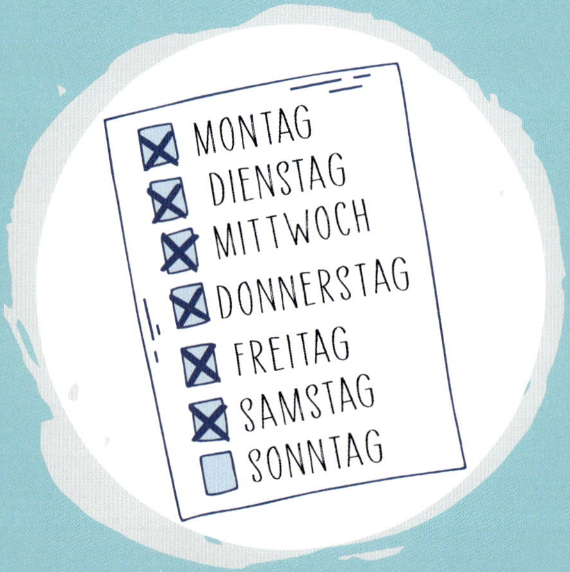

Oft reichen schon wenige Bewegungen und Übungen, denn die Regelmäßigkeit macht es aus. Deswegen möchte ich Ihnen gern mein Mini-Allroundprogramm mit drei Übungen pro Tag präsentieren, bei dem der Sonntag sogar frei ist! Wenn Sie diese Bewegungsroutine einhalten, werden Sie sehr bald ein frisches und neues Körpergefühl entdecken. Ich lade Sie sehr herzlich ein, jetzt sofort zu starten. Schauen Sie auf den Wochentag, und los geht's!

Montag: In Bewegung kommen

Am Montag wollen wir mit einfachen und sanften Übungen nach dem Wochenende wieder in Schwung kommen!

K+D Übung 1: Strecken und Beugen im Liegen

Strecken Sie in Rückenlage einatmend die Arme nach hinten und die Beine nach oben. Dabei sind die Beine so gerade wie möglich (1). Ziehen Sie dann ausatmend die Knie zur Brust heran (2). Die Übung dient sowohl der Kräftigung als auch der Dehnung des unteren Rückens.

Wiederholen Sie die Übung langsam 10- bis 12-mal.

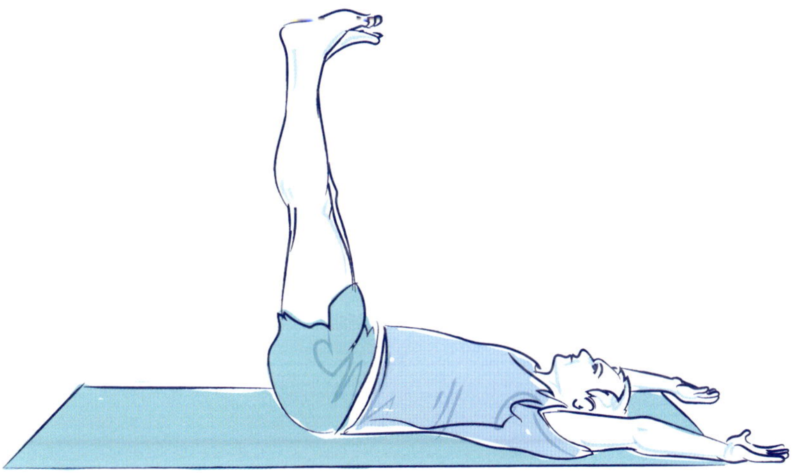

1

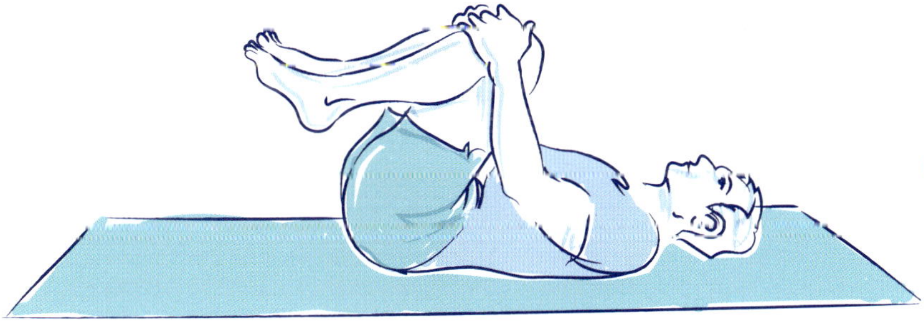

2

D Übung 2: Strecken und Beugen im Ausfallschritt

Machen Sie vor einem Stuhl einen Ausfallschritt. Das hintere Bein ist dabei leicht und das vordere Bein stärker gebeugt. Den Arm auf der Seite des vorderen Beins strecken Sie beim Einatmen nach oben (1), beim Ausatmen greifen Sie zum Stuhl und strecken das vordere Bein (2).

Wiederholen Sie die Übung langsam 8- bis 10-mal auf der einen Seite, dann 8- bis 10-mal auf der anderen Seite.

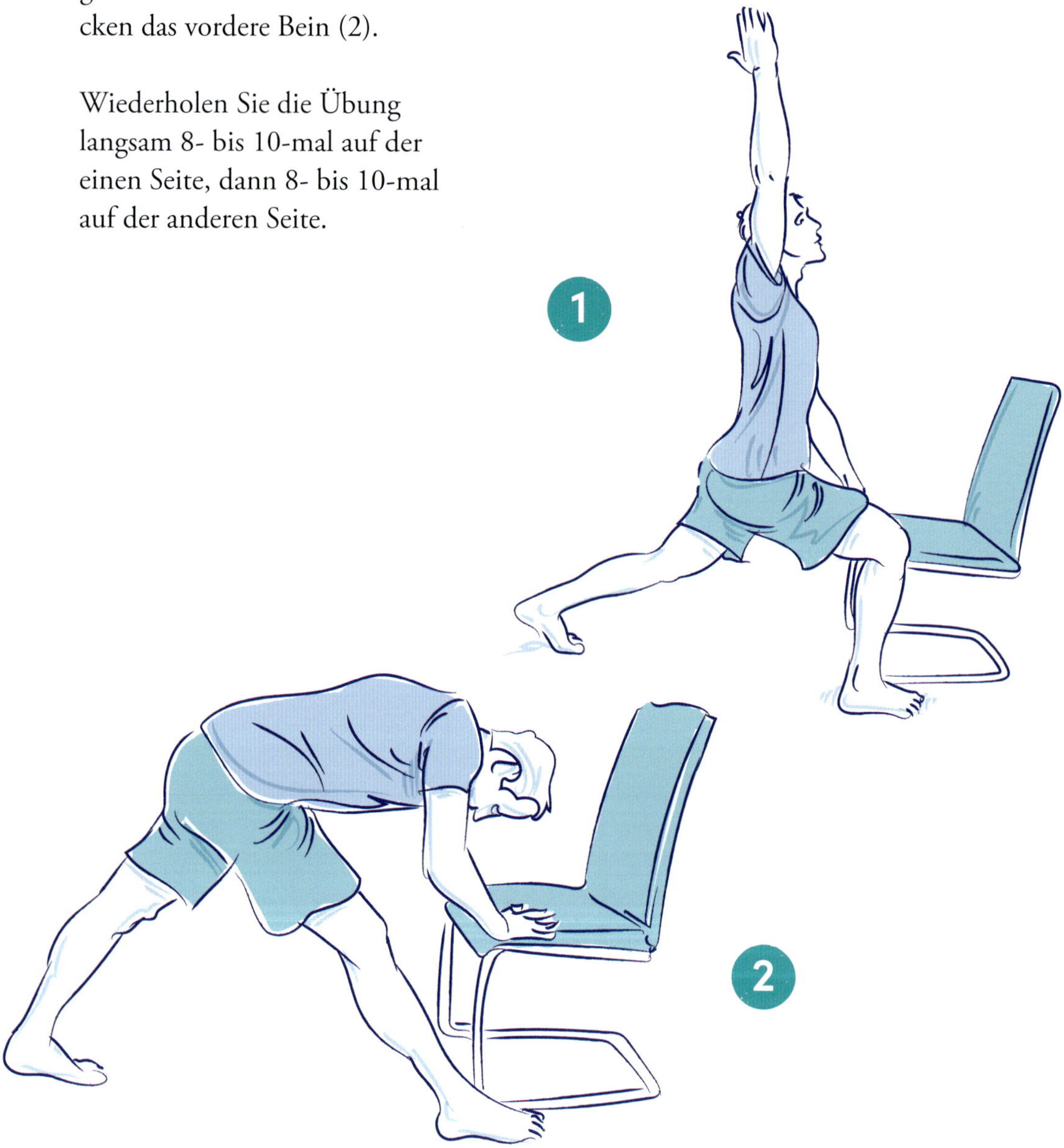

K+D Übung 3: Rauf & runter

Stellen Sie sich aufrecht hin, die Füße sind hüftbreit auseinander. Strecken Sie die Arme schulterbreit nach oben und machen Sie eine leichte Rückbeuge (1). Kommen Sie dann mit leicht gebeugten Knien so weit es geht langsam nach vorn runter, während Sie ausatmen. Greifen Sie dabei zu den Beinen oder, wenn Sie sehr beweglich sind, zum Boden (2). Kommen Sie einatmend zur Hälfte nach oben und strecken Sie die Arme nach vorn. Die Beine sind jetzt etwas stärker gebeugt (3). Mit dem Ausatmen kommen Sie wieder ganz in die Vorbeuge nach unten (4). Führen Sie diese Mobilisationsübung für die Wirbelsäule langsam und stets mit leicht gebeugten Beinen in der Vorbeuge aus.

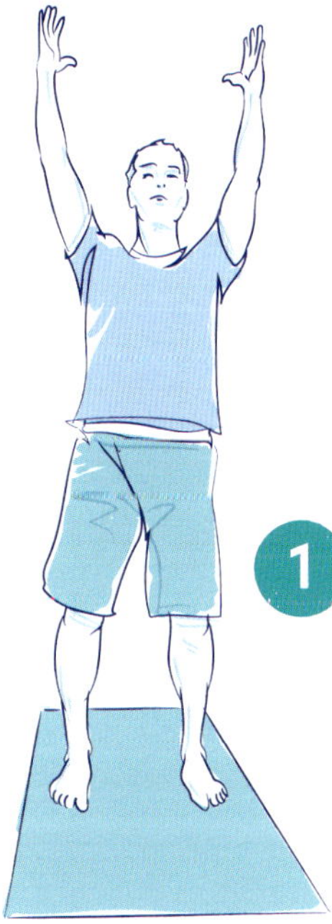

1

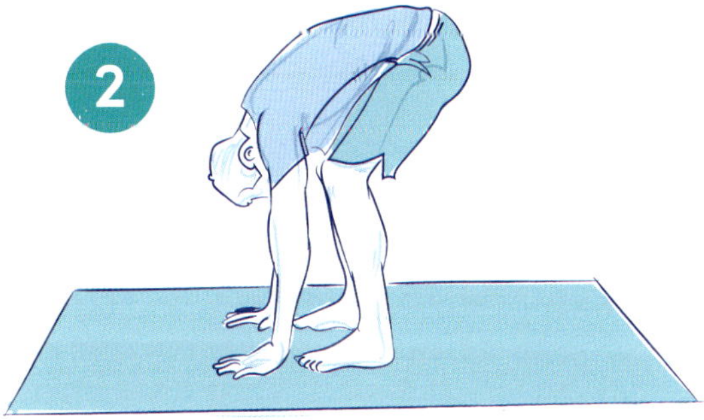

2

Wiederholen Sie die Übung langsam 8- bis 10-mal.

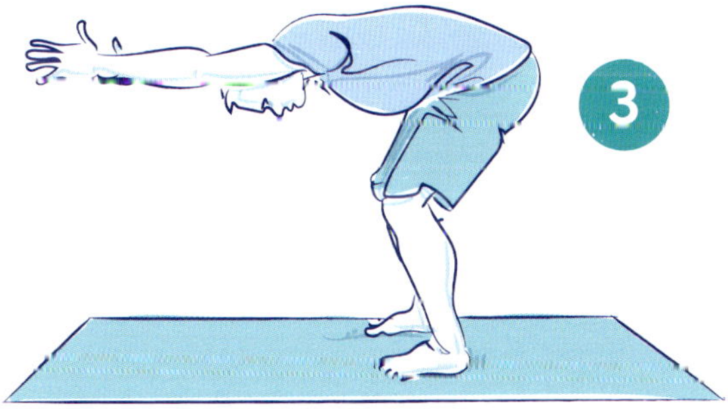

3

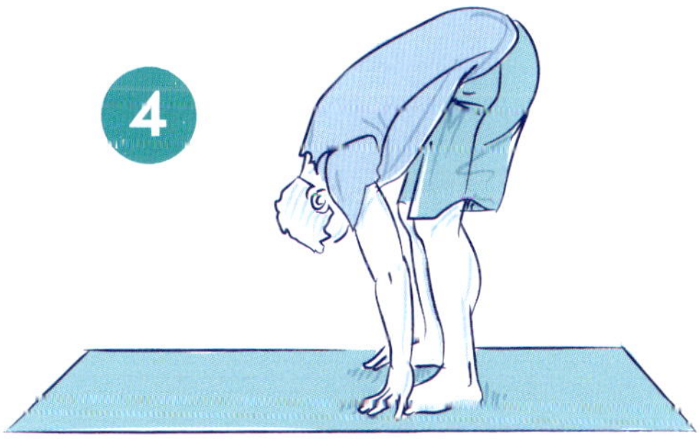

4

Dienstag: Rücken und Schultern mobilisieren

Am Dienstag geht es um die Mobilisation der gesamten Wirbelsäule, oben und unten – es ist für alle etwas dabei!

D Übung 1: Seitbeuge 1

Stellen Sie sich aufrecht hin, die Füße sind hüftbreit auseinander. Strecken Sie die Arme schulterbreit nach oben und beugen Sie sich ausatmend zu einer Seite (1). Mit dem Einatmen kommen Sie zur Mitte zurück und richten sich wieder auf, so gut es geht. Ausatmend beugen Sie sich zur anderen Seite (2). Die Arme bleiben die ganze Zeit möglichst gestreckt.

Wiederholen Sie die Übung langsam abwechselnd 12-mal pro Seite.

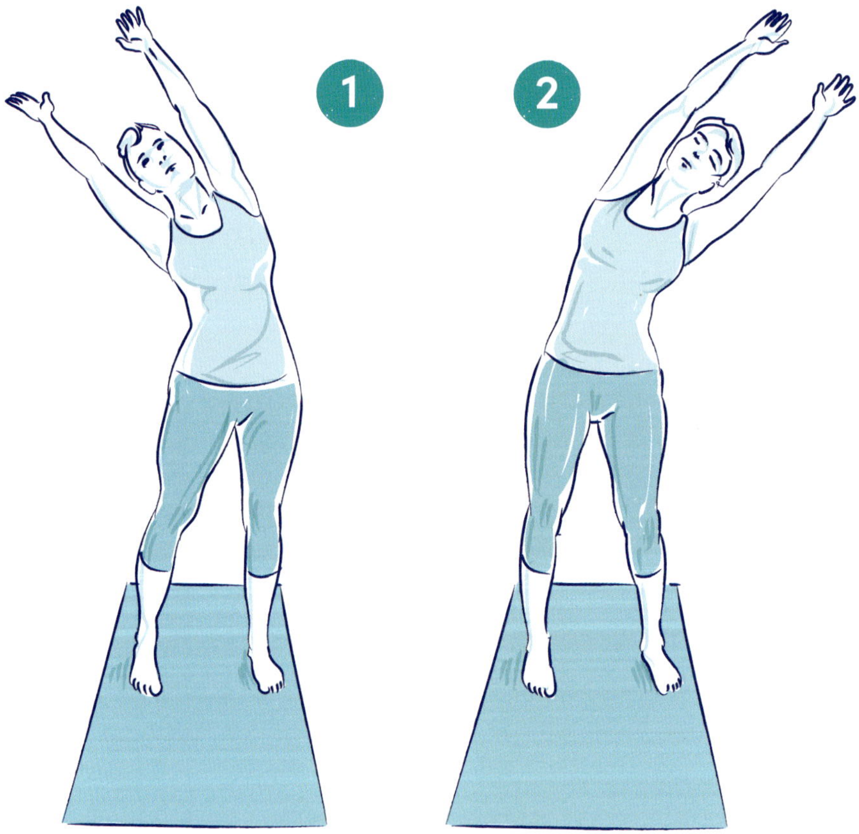

K+D Übung 2: Rücken mobilisieren 2

Stellen Sie sich aufrecht hin, die Füße sind hüftbreit auseinander. Strecken Sie die Arme schulterbreit nach oben und machen Sie eine leichte Rückbeuge (1). Kommen Sie dann mit leicht gebeugten Knien so weit es geht langsam nach vorn runter, während Sie ausatmen. Greifen Sie dabei zu den Beinen oder, wenn Sie sehr beweglich sind, zum Boden (2). Kommen Sie einatmend wieder langsam zurück nach oben und strecken Sie die Arme. Führen Sie diese Mobilisationsübung für die Wirbelsäule langsam und stets mit leicht gebeugten Beinen in der Vorbeuge aus.

Wiederholen Sie die Übung langsam 8- bis 10-mal.

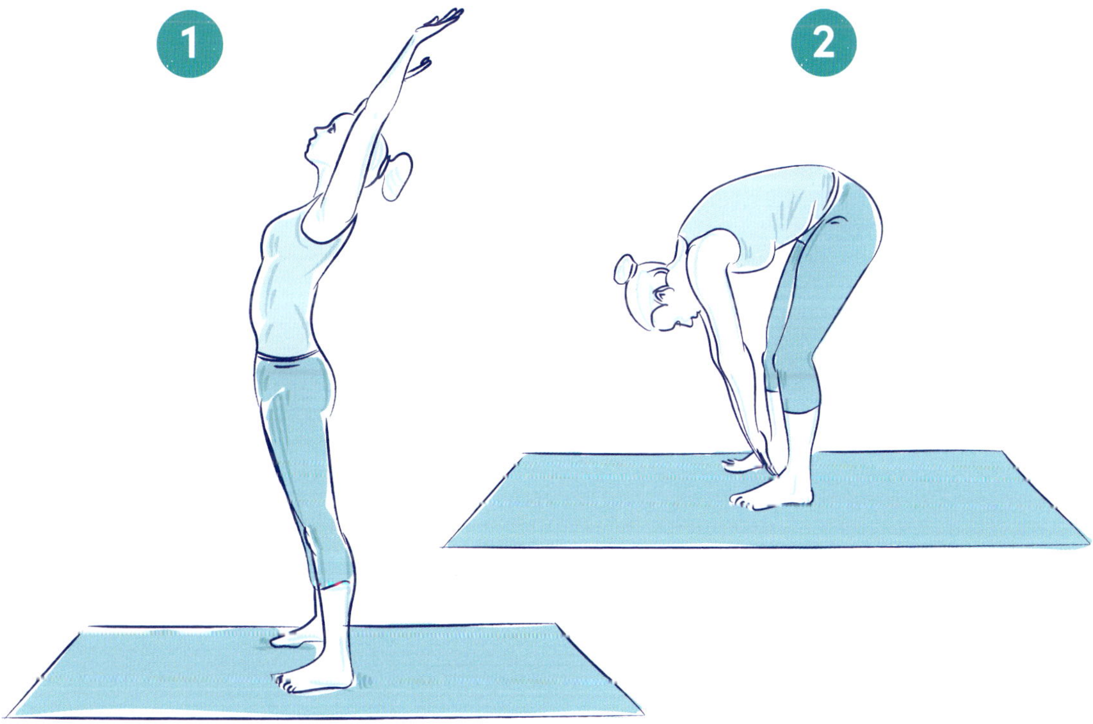

K+D Übung 3: Becken hoch

Sie liegen in der Rückenlage. Mit aufgestellten Beinen heben Sie nun das Becken an und strecken die Arme nach hinten. Die Füße und Zehen drücken Sie fest in den Boden, sodass das Becken nicht absinken kann. Hinten kräftigen und vorn dehnen lautet hier die Devise!

Halten Sie die Position für 30 Sekunden.

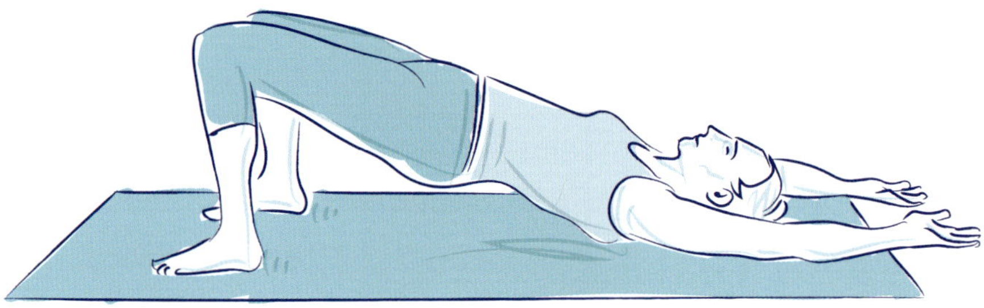

Mittwoch: Core Stability

Zur Mitte der Woche gehen wir mehr in die Kraft und Stabilität. Die wichtige Core Stability (Rumpfstabilität) ist ein Garant für einen kräftigen und schmerzfreien Rücken!

K Übung 1: Kraftvoll in den Tag

Stellen Sie sich aufrecht hin, die Füße sind hüftbreit auseinander. Strecken Sie die Arme schulterbreit nach oben und heben Sie die Fersen maximal vom Boden ab. Dabei atmen Sie ein (1). Beim Ausatmen setzen Sie die Fersen wieder ab, beugen die Knie und bringen die Hände auf die Oberschenkel. Dabei ist der Oberkörper aufrecht, Sie kippen nicht nach vorn und kommen auch nicht in ein übermäßiges Hohlkreuz (2). Wenn Sie die Übung das erste Mal vor dem Spiegel machen, hilft Ihnen das dabei, sich zu beobachten und notfalls zu korrigieren.

Wiederholen Sie die Übung langsam 8- bis 10-mal.

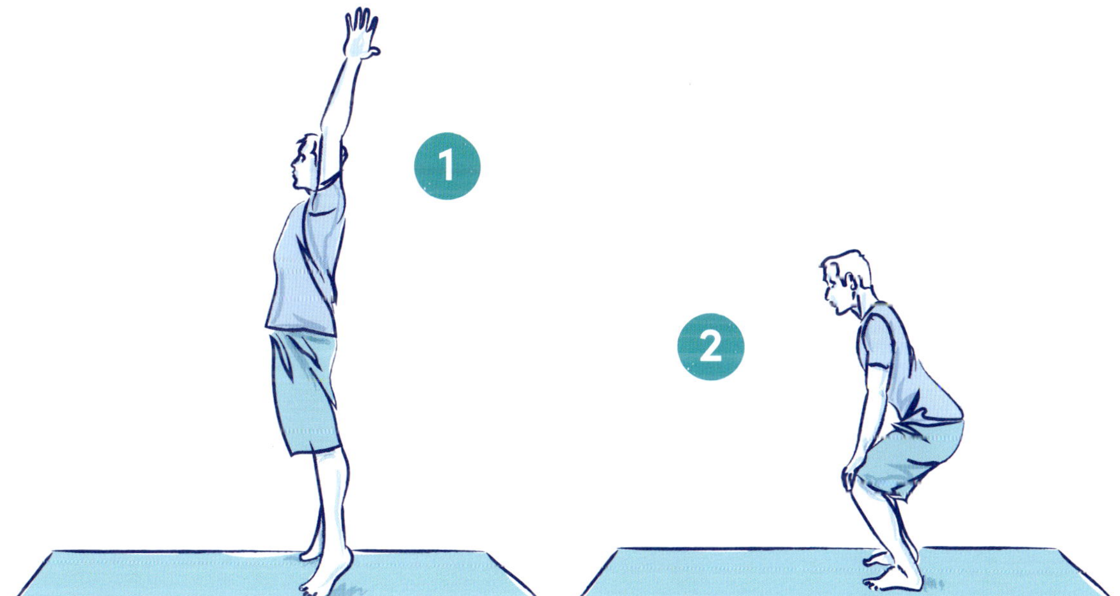

K Übung 2: Core trainieren

Im Vierfüßlerstand (1) strecken Sie einatmend einen Arm und das diagonale Bein gerade nach vorn und hinten aus (2). Achten Sie darauf, weder Arm noch Bein zu sehr (über Rumpfhöhe) zu heben, um eine Stauchung im Rücken zu vermeiden. Auch der Nacken ist gerade und lang ausgerichtet und sollte nicht stauchen. Genauso wichtig ist die Ausrichtung des Beckens. Dieses sollte nicht kippen. Wenn Sie die Übung das erste Mal vor dem Spiegel machen, hilft Ihnen das dabei, sich zu beobachten und notfalls zu korrigieren. Beim Ausatmen kommen Sie wieder in die Ausgangsstellung des Vierfüßlerstands zurück (1).

Wiederholen Sie die Übung langsam 8- bis 10-mal pro Seite.

1

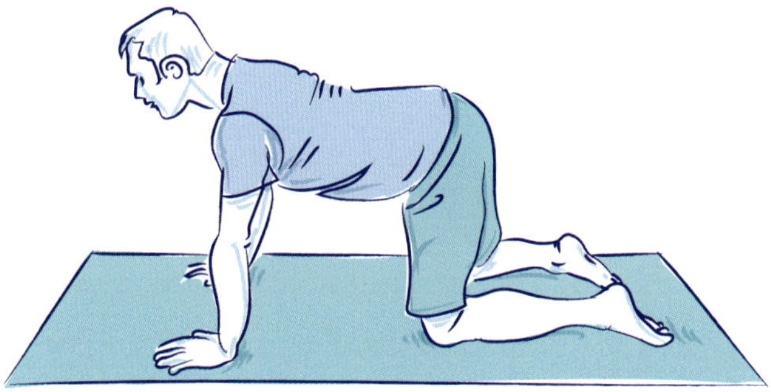

2

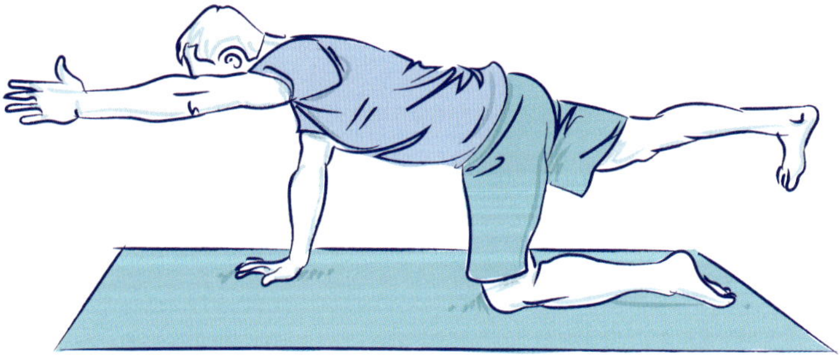

K Übung 3: Glute Power

Im Vierfüßlerstand strecken Sie einatmend ein Bein gerade nach hinten aus (1). Achten Sie darauf, dass Ihr Becken nicht kippt und gerade bleibt. Beim Ausatmen kommen Sie mit dem gestreckten Bein seitlich nach vorn (2). Die Arme bleiben dabei gestreckt und Sie weichen so wenig wie möglich mit dem Becken zur anderen Seite aus. Alternativ kann das seitliche Bein auch gebeugt werden. Versuchen Sie, es möglichst oben zu halten. Atmen Sie dann ein und strecken Sie das Bein wieder gerade nach hinten aus (1).

Wiederholen Sie die Übung langsam 8- bis 10-mal auf der einen Seite, dann 8- bis 10-mal auf der anderen Seite. Am Ende jeder Seite halten Sie das seitlich gestreckte Bein jeweils für 5 bis 10 Sekunden.

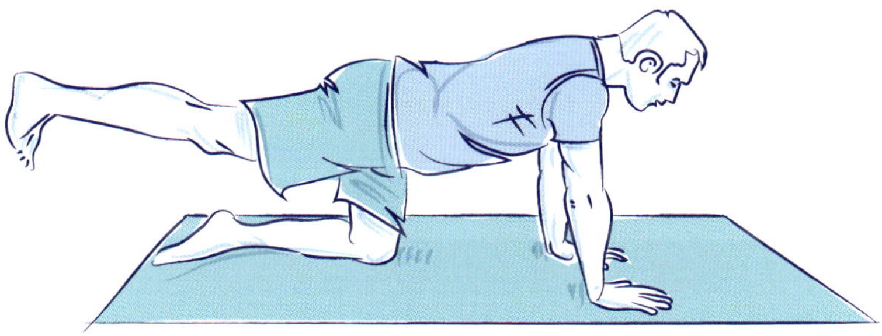

1

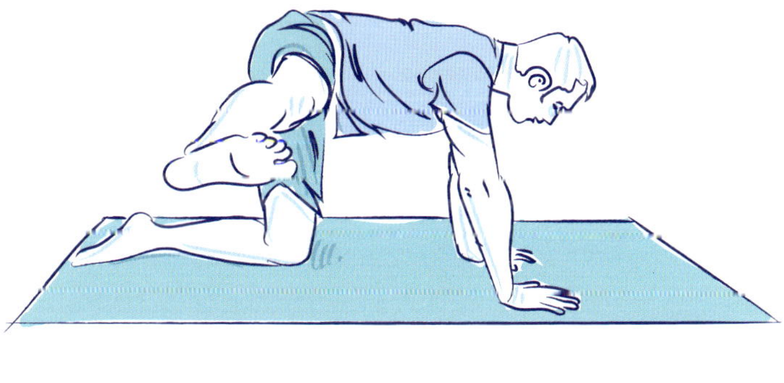

2

Donnerstag: Oberer Rücken und Schultern

Heute widmen wir uns dem oberen Rücken und den Schultern, denn dort fehlt es uns meist an Beweglichkeit.

K+D Übung 1: Oberen Rücken mobilisieren

Strecken Sie in Rückenlage die Arme nach hinten und heben Sie das Becken maximal an (1). Die Arme bleiben hinten, und nun rollen Sie langsam und schrittweise Wirbel für Wirbel bis zum Ende der Brustwirbelsäule ab (2). Dieses befindet sich etwas unterhalb des unteren Endes der Schulterblätter. Spüren Sie die Wirbel weniger gut, dann rollen Sie langsam ein paar Zentimeter schrittweise ab. Sind Sie unten angekommen, heben Sie das Becken wieder ganz nach oben an (1).

Wiederholen Sie die Übung langsam 8- bis 10-mal.

1

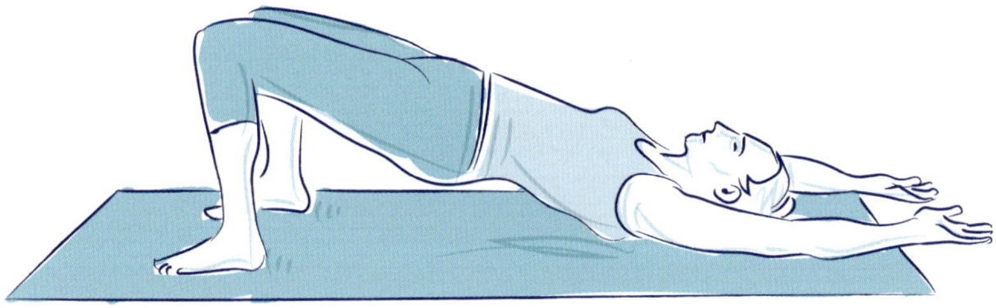

2

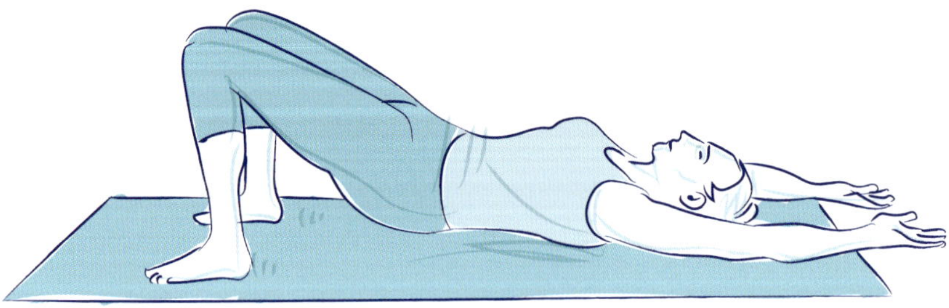

K+D Übung 2: Drehsitz

Auf einem Stuhl sitzend richten Sie sich im Oberkörper auf und greifen mit einer Hand zur Außenseite des gegenüberliegenden Knies. Die andere Hand greift nach hinten. Drehen Sie sich dann so gut es geht nach hinten. Mit der Hand am Knie vorn korrigieren Sie immer wieder die Aufrichtung. Der Oberkörper sollte keinesfalls rund werden, um eine gute Rotation zu gewährleisten. Mit der hinteren Hand können Sie die Drehung sukzessive intensivieren.

Halten Sie die Position für 30 bis 60 Sekunden pro Seite.

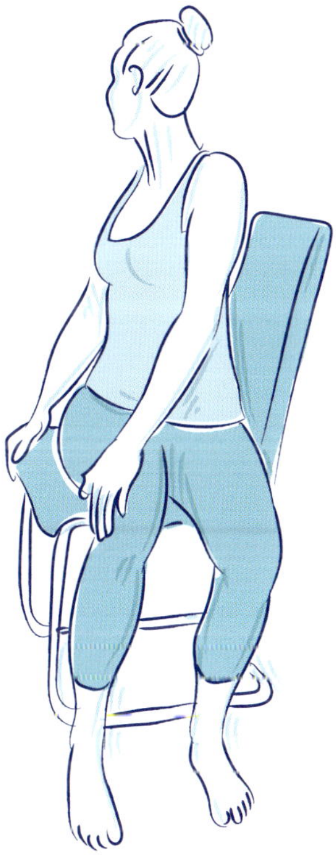

K+D Übung 3: Hinten stark, vorn gedehnt 2

Stellen Sie sich aufrecht hin, die Füße sind hüftbreit auseinander. Strecken Sie die Arme im 45-Grad-Winkel nach oben und seitlich aus. Machen Sie dabei eine leichte Rückbeuge, ohne in ein übermäßiges Hohlkreuz zu sinken. Der Kopf kann leicht gehoben werden. Ziehen Sie die Fingerspitzen maximal auseinander (1 und 2). So erreichen Sie auf der Körpervorderseite Dehnung und auf der Rückseite Kräftigung und Stabilität.

Halten Sie die Position für 30 bis 60 Sekunden. Bei Schmerzen im unteren Rücken verringern Sie die Intensität.

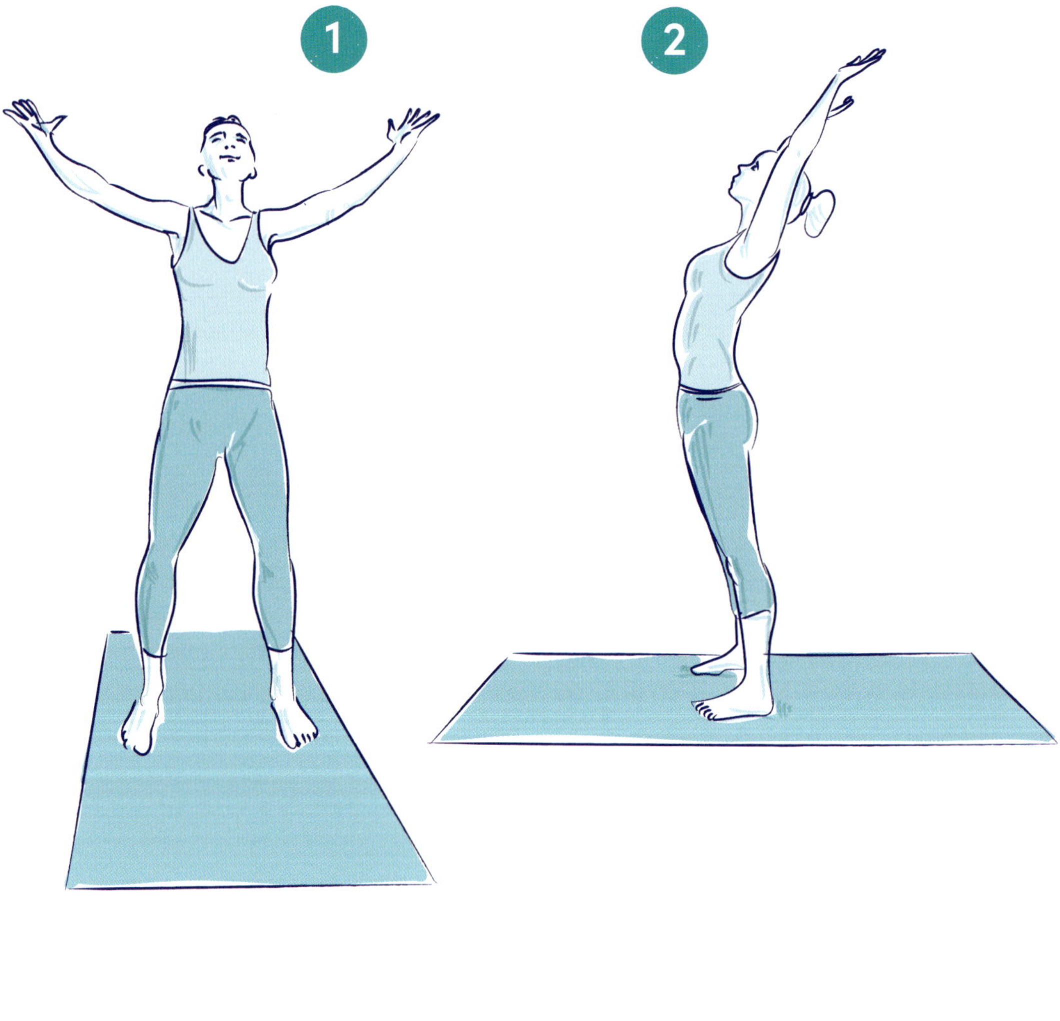

Freitag: Beine und Hüfte

Am Freitag konzentrieren wir uns auf Beine und Becken. Von der Wade über den Oberschenkel bis hin zum Hüftbeuger habe ich für Sie die besten drei Übungen ausgewählt.

D Übung 1: Dehnung Oberschenkel

Bei dieser Übung können Sie sich an einer Wand abstützen, da es hier nicht primär um Balance geht, sondern um die Dehnung der meist verkürzten Oberschenkelmuskulatur auf der Vorderseite. Stellen Sie sich aufrecht hin, die Füße sind hüftbreit auseinander. Beugen Sie nun ein Knie, führen Sie den Fuß in Richtung Gesäß und greifen Sie den Knöchel (1). Fällt Ihnen das schwer, können Sie den Fuß auch auf einem Tisch oder Stuhl ablegen (2). Ziel der Übung ist es, die Leiste nach vorn zu schieben, während sich das Knie nach hinten bewegt. Dadurch wird die Dehnung intensiviert.

Halten Sie die Position für 60 bis 90 Sekunden pro Seite.

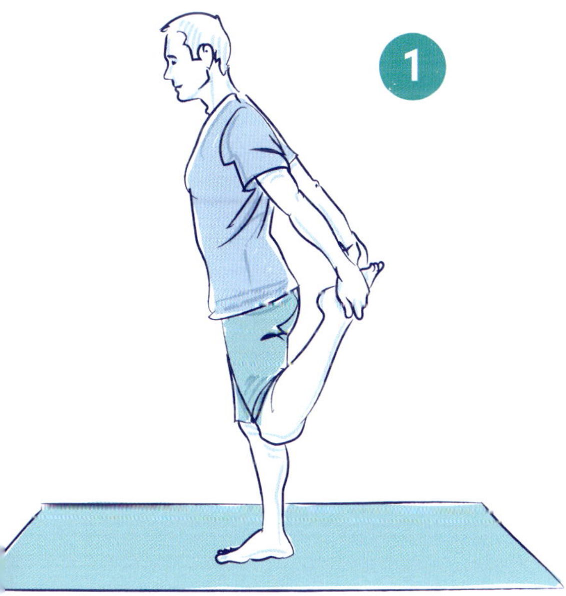

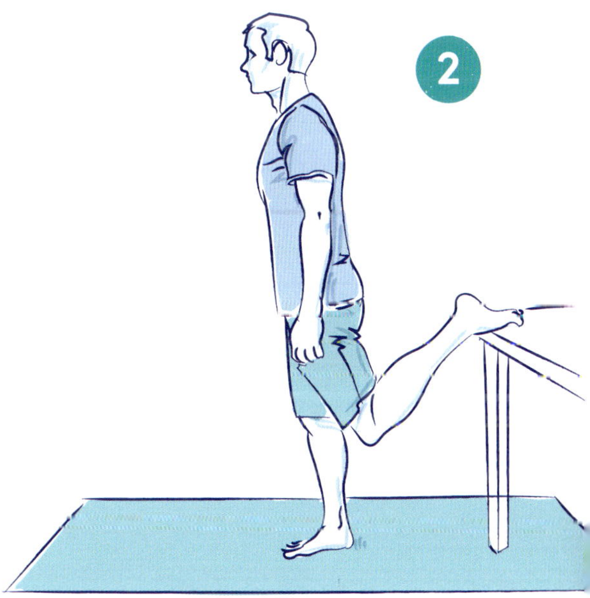

D Übung 2: Dehnung Beinrückseite

Stellen Sie sich vor eine Wand und stützen Sie sich daran ab. Ein Bein ist nach hinten gestreckt, das andere davor gebeugt. Eine deutliche Dehnung in der Wadenmuskulatur im hinteren Bein sollte spürbar sein. Je mehr Sie das Bein strecken, desto intensiver wird die Dehnung.

Halten Sie die Position für 60 bis 90 Sekunden pro Seite.

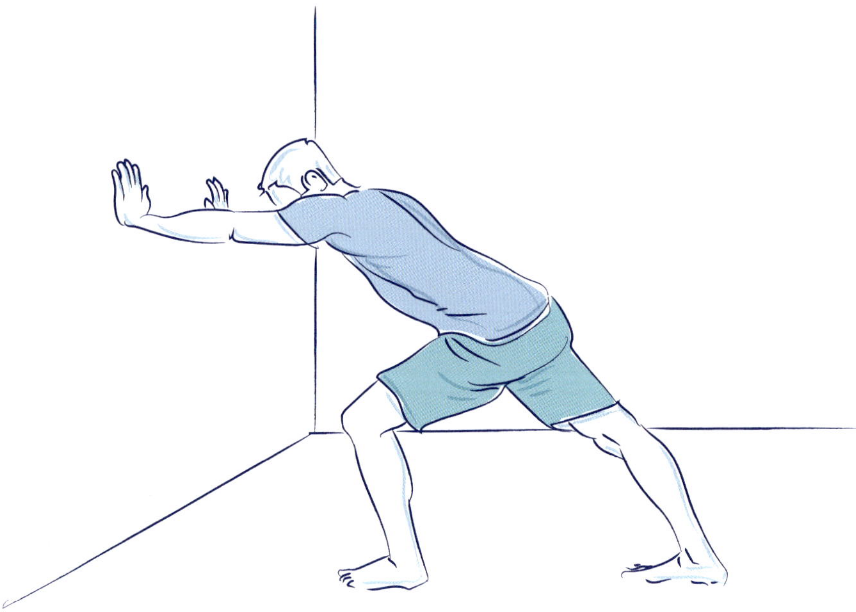

D Übung 3: Hüftbeuger dehnen 1

Stellen Sie ein Bein auf, unter das Knie des anderen Beins können Sie bei Bedarf eine weiche Unterlage legen. Bringen Sie die Hände hinter den Kopf und achten Sie dabei auf einen stets aufrechten Oberkörper. Verlagern Sie Ihr Gewicht nun leicht nach vorn, ohne dabei die Aufrichtung zu verlieren. Machen Sie keinen Rundrücken und kontrollieren Sie Ihre Haltung wenn möglich in einem Spiegel. Nun sollte eine Dehnung im Hüftbeuger an der Vorderseite des hinteren Beins spürbar sein.

Halten Sie die Position für 30 Sekunden pro Seite.

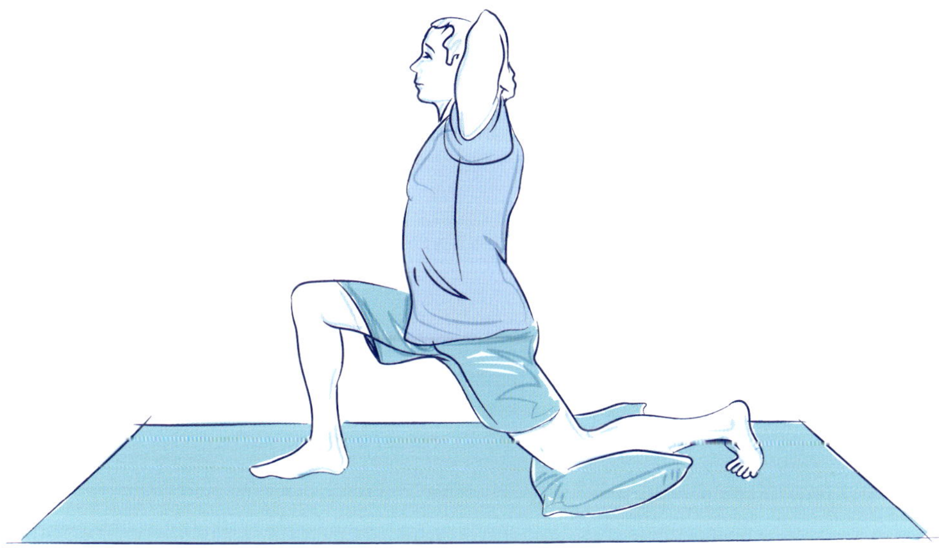

Samstag: Schultern und Nacken dehnen

Am letzten Übungstag der Woche widmen wir uns dem sehr oft verspannten Schulter- und Nackenbereich. Ich wünsche Ihnen ein schönes Wochenende!

D Übung 1: Schulteröffnung

Stellen Sie sich aufrecht hin, die Füße sind hüftbreit auseinander. Führen Sie die Arme nach hinten und verschränken Sie die Finger. Die Handrücken zeigen dabei nach außen. Alternativ können Sie auch zum Unterarm greifen. Beim Einatmen strecken Sie sich nach hinten und drücken auch die Hände nach hinten und unten (1). Beim Ausatmen beugen Sie sich nach vorn (2). Achtung bei unbehandeltem Bluthochdruck oder Herzerkrankungen, Migräne oder erhöhtem Augeninnendruck: Hier sollte eine Vorbeuge nur kurz gehalten werden. Schwindel oder Schmerz ist ein Zeichen, diese Übung nicht durchzuführen!

Wiederholen Sie die Übung langsam 10- bis 12-mal. Am Ende halten Sie die Vorbeuge für etwa 30 Sekunden.

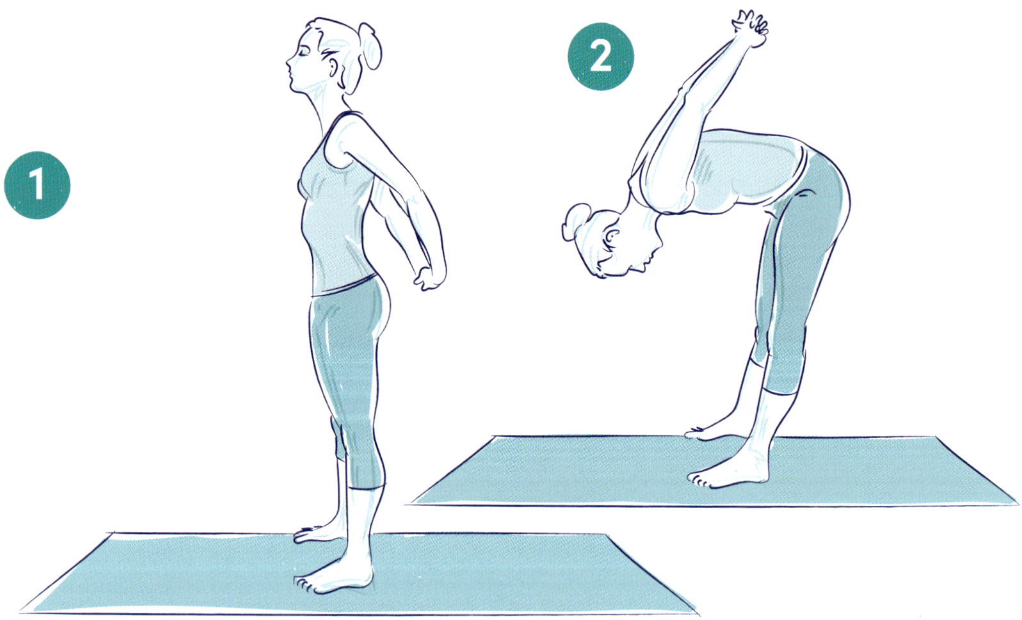

D Übung 2: Nacken gerade dehnen

Greifen Sie im Sitzen mit den Händen hinter dem Kopf zusammen, die Ellbogen zeigen nach vorn. Nun beugen Sie den Kopf nach vorn, wobei die Ellbogen nach vorn ziehen. Ein noch angenehmer Dehnungsschmerz auf der Rückseite des Kopfes ist erwünscht. Achtung bei unbehandeltem Bluthochdruck oder Herzerkrankungen, Migräne oder erhöhtem Augeninnendruck: Hier sollte eine Vorbeuge nur kurz gehalten werden. Schwindel oder Schmerz ist ein Zeichen, diese Übung nicht durchzuführen!

Halten Sie die Position für 30 bis 60 Sekunden.

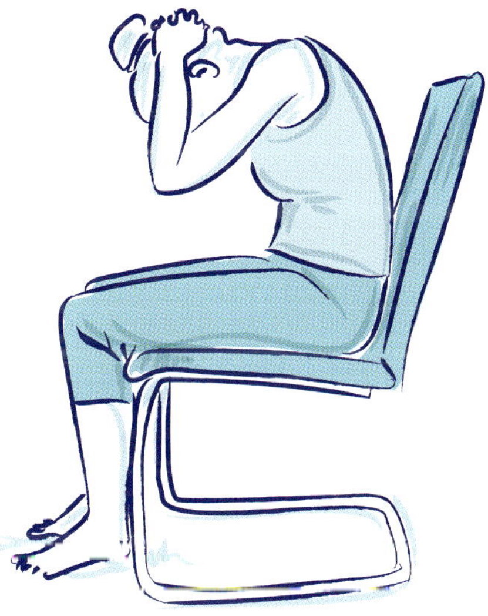

D Übung 3: Schulter dehnen 1

Stellen Sie sich an eine Wand und strecken Sie einen Arm auf Schulterhöhe aus, sodass die Hand an der Wand liegt. Drehen Sie sich nun so weit wie möglich zur Seite, sodass die Dehnung im Arm verstärkt wird (1). Als Variante können Sie den gestreckten Arm auch etwas anheben, um andere Muskel- und Faszienstränge zu dehnen (2). Es sollte eine deutliche Dehnung spürbar sein, um diese Übung effektiv ausführen zu können. Drehen Sie sich sehr behutsam und langsam sukzessive weiter.

Halten Sie die Position für 30 bis 60 Sekunden pro Seite.

Und am Sonntag können Sie, wenn Sie möchten, eine Übungspause einlegen! Ich freue mich, wenn Sie morgen wieder starten!

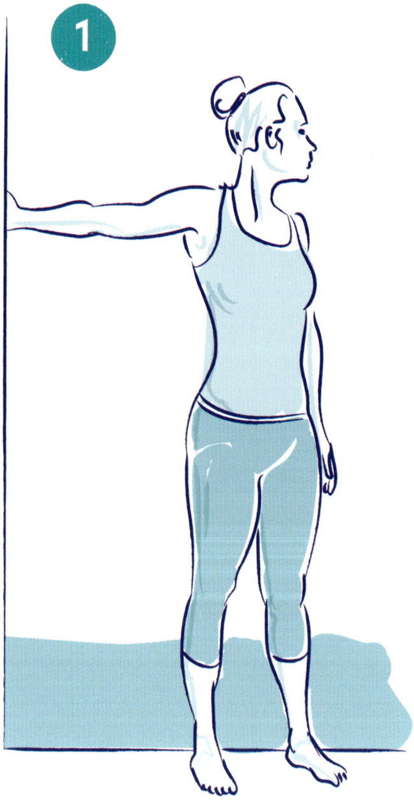

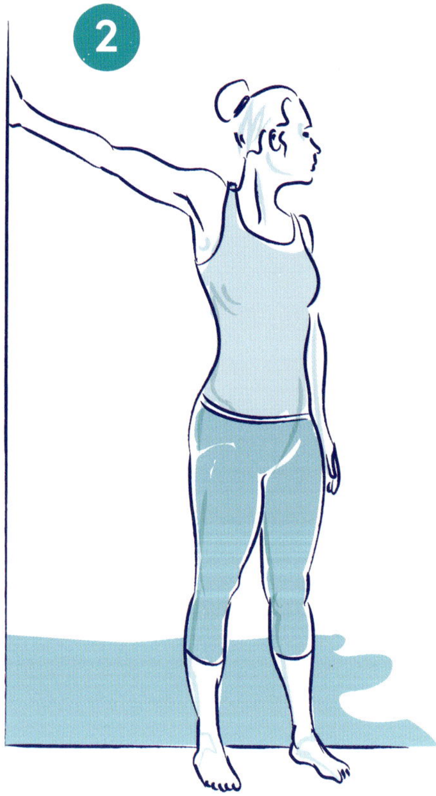

Ausblick

Sie haben es getan! Sie haben sich mit Ihrem Körper und wohltuenden Übungen beschäftigt. Damit haben Sie jetzt bereits einen großen Vorsprung gegenüber den meisten anderen Menschen. Nutzen Sie das Buch und die vorgestellten Programme, um Ihren persönlichen Ablauf abwechslungsreich zu gestalten. Handelt es sich um eine bestimmte Region, die Ihnen Sorge bereitet, fokussieren Sie sich darauf. Wollen Sie in Bewegung kommen, nutzen Sie die Übungen für die »Sofa-Kartoffeln«, streben Sie eine kurze, aber effektive Übungsroutine mehrmals die Woche an, nehmen Sie sich des Programms für die Wochentage an. Testen Sie sich immer wieder mit den vorgestellten Übungen zur Beweglichkeit in Schultern, Rücken und Nacken.

Sie finden in diesem Buch einen Begleiter für viele Wochen, Monate und Jahre, auf den Sie jederzeit, in welcher Form auch immer, zurückgreifen können. Dabei wünsche ich Ihnen viel Freude und Erfolg! Weiterführende Programme und Erklärungen finden Sie auf meinen Social-Media-Plattformen, längere Übungsprogramme auf meinem YouTube-Kanal. Ich würde mich freuen, Sie dort willkommen zu heißen! Haben Sie Freunde, Bekannte oder Verwandte, bei denen Sie der Meinung sind, dass sie möglicherweise auch von diesen Übungen profitieren könnten, würde ich mich freuen, wenn Sie ihnen davon erzählten!

Bleiben wir in Bewegung!

Dr. Peter Poeckh

Verzeichnis der Übungen

Dehnübungen

Kräftigungsübungen

Übungen zum Kräftigen und Dehnen

Beweglichkeitstests

Register

Impressum

2. Auflage 2024

Hinweis
Die Ratschläge/Informationen in diesem Buch sind von Autor und Verlag sorgfältig erwogen und geprüft, dennoch kann eine Garantie nicht übernommen werden. Eine Haftung des Autors bzw. des Verlags und seiner Beauftragten für Personen-, Sach- und Vermögensschäden ist ausgeschlossen.

Projektleitung: Sarah Gast
Bildredaktion: Sabine Kestler
Bildnachweis: Cover und Seite 5: Stefan Janko; Illustrationen: Christian M. Weiss, mit Ausnahme von Seite 43: Nadine Schurr; Adobe Stock: 9 (alfa27), 11 (Andrey Popov), 18 (Dragana Gordic), 22 (Halfpoint), 25 (David Pereiras), 34, 53 (Wavebreakmedia-Micro), 41 (Olena Bloshchynska)

Lektorat: Dr. Ulrike Kretschmer, München
Korrektorat: Barbara Kohl, Fürth
Umschlaggestaltung und Innenlayout: Veruschkamia, Vera Schlachter, München, www.veruschkamia.de
Satz: Dr. Alex Klubertanz, Haßfurt
Herstellung: Timo Wenda
Reproduktion: Mohn Media Mohndruck GmbH, Gütersloh
Druck und Bindung: Pixartprinting, Lavis
Printed in Italy

FSC www.fsc.org MIX Papier | Fördert gute Waldnutzung FSC® C147178

Penguin Random House Verlagsgruppe FSC® N001967

ISBN 978-3-517-10177-4
www.suedwest-verlag.de